Jonathan Lukusa Tshimwanga

Práticas de manuseamento de resíduos, um fator que contribui para o risco para a saúde

AF536912

Jonathan Lukusa Tshimwanga

Práticas de manuseamento de resíduos, um fator que contribui para o risco para a saúde

ScienciaScripts

Imprint
Any brand names and product names mentioned in this book are subject to trademark, brand or patent protection and are trademarks or registered trademarks of their respective holders. The use of brand names, product names, common names, trade names, product descriptions etc. even without a particular marking in this work is in no way to be construed to mean that such names may be regarded as unrestricted in respect of trademark and brand protection legislation and could thus be used by anyone.

Cover image: www.ingimage.com

This book is a translation from the original published under ISBN 978-620-2-19906-3.

Publisher:
Sciencia Scripts
is a trademark of
Dodo Books Indian Ocean Ltd. and OmniScriptum S.R.L publishing group

120 High Road, East Finchley, London, N2 9ED, United Kingdom
Str. Armeneasca 28/1, office 1, Chisinau MD-2012, Republic of Moldova, Europe
Printed at: see last page
ISBN: 978-620-8-05676-6

Copyright © Jonathan Lukusa Tshimwanga
Copyright © 2024 Dodo Books Indian Ocean Ltd. and OmniScriptum S.R.L publishing group

ÍNDICE DE CONTEÚDOS

DEDICAÇÃO

Este trabalho é dedicado à minha preciosa e bela esposa Esther MUKONKOLE KABAMBA, que merece uma medalha pela sua santa compaixão, amor e o maior coração que uma pessoa pode ter. Tu acompanhaste todo este processo e eu nunca teria conseguido fazê-lo sem ti ao meu lado; e aos meus filhos: David, o meu orgulho; Salomon, o magnífico, Michael, a minha glória, e Perfect, o meu trovão de bênçãos, pelo seu apoio inabalável, sacrifício e compreensão. Dedico também este trabalho aos meus pais, Saturnin e Nzeba Lukusa MUTAMBAYI, pela sua orientação na minha vida e por serem uma grande fonte de motivação, inspiração, encorajamento e apoio.

AGRADECIMENTOS

Expresso a minha sincera gratidão e apreço a Deus todo-poderoso, fonte de toda a minha inspiração, força, saúde e vida, que é o meu amigo eterno nos bons e maus momentos: sem Ele, este trabalho não poderia ter sido um êxito.

Tive a sorte de ter um grupo de apoio fantástico aqui no DiMTEC. Tive a sorte de beneficiar da sabedoria do corpo docente de Ciências Naturais e Agricultura e dos meus colegas estudantes, que tornaram o meu tempo aqui agradável. Gostaria de agradecer aos meus melhores amigos que tornaram a minha vida mais fácil no DiMTEC: Reitumetse Pearl SIBIYA, Carol Chioma NWOGU e Lesego MONCHO.

Agradecemos também ao Gabinete de Estatísticas, especialmente ao Sr. Zwelithini Chetane, ao Departamento de Saúde Ambiental, com o Sr. Joel Mokoaqo, e à Autoridade de Gestão de Desastres do Lesoto (DMA), com a Sra. Khopotso Phafoli e o Sr. Lebohang Moletsane, e a todos os agregados familiares que aceitaram participar no nosso estudo.

Os meus agradecimentos vão para a minha família, com especial respeito pelo Pastor Christopher e pela Senhora Jacquie KABAMBA MUSAYA NTAMBWE

Estou infinitamente grato pelo conhecimento, sabedoria e, mais importante ainda, pela paciência que me foi concedida pela minha orientadora, a Dra. Elretha LOUW. Sem a sua disponibilidade para dar uma oportunidade a uma aluna de mestrado que vem de um meio francês com graves problemas de língua inglesa, eu não estaria onde estou hoje. Devo muito do meu crescimento e desenvolvimento como estudante, académico e profissional à orientação da Dra. Elretha LOUW. Mãe Elretha, acho que nunca serei capaz de lhe agradecer o suficiente.

A Deus seja dada a glória.

LISTA DE ABREVIATURAS

AIDS	: Acquired Immunodeficiency Syndrome
ANOVA	: Analysis of Variance
BBC	: Birkmann, Bogardi and Cardona
BOS	: Bureau of Statistics
BoSWM	: Bureau of Solid Waste Management
CCAR	: Canadian Committee of Antibiotic Resistance
CDC	: Centers for Disease Control and Prevention
DEADP	: Department of Environment Affairs and Development Planning
DEFRA	: Department for Environment, Food and Rural Affairs
df	: degree of freedom
DMA	: Disaster Management Authority, environmental emergencies section
FEMA	: Federal Emergency Management Agency
GoKL	: Government of the Kingdom of Lesotho
GoL	: Government
HIV	: Human Immunodeficiency Virus
HPCSA	: Health Profession Council of South Africa
KCC	: Khulna City Corporation
LGNSP	: Local Governance and Non-state actors Support Programme
LHDA	: Lesotho Highland Development Authority
MoHSW	: Ministry of Health and Social Welfare
MoTEC	: Ministry of Tourism, Environment and Culture
NAS	: National Academy of Sciences
ND	: No Date

NGO	: Non-Government Organisations
OXFAM	: Oxford Committee for Famine Relief
PAR	: Pressure and release
PCB	: Polychlorinated biphenyls
RECSM	: Research and Expertise Centre for Survey Methodology
SDC	: Swiss Agency for Development and Cooperation
SPSS	: Statistic Package for Social Science
SRL	: Survey Research Laboratory
SSA	: Sub-Saharan Africa
TB	: Tuberculosis
UN	: United Nations
UNEP	: United Nations Environment Programme
UNICEF	: United Nations Children's Fund
UNOCHA	: United Nations Office for the coordination of Humanitarian Affairs
USA	: United State of America
USAID	: United States Agency for International Development
USEPA	: United States Environmental Protection Agency
VUSSC	: Virtual University for Small States of the Commonwealth
WASA	: Water and Sewage Authority
WB	: World Bank
WHO	: World Health Organisation

RESUMO

O presente estudo avalia o conhecimento, a atitude e a prática dos agregados familiares relativamente à higiene das mãos num contexto de manuseamento de resíduos nos agregados familiares. Foi selecionada uma amostra de 360 agregados familiares de um total de 6 766 (seis mil, setecentos e sessenta e seis) em 40 aldeias, tendo sido preenchido um questionário para cada um deles. A investigação avaliou a gama de conhecimentos, atitudes, práticas e higiene das mãos dos agregados familiares inquiridos relativamente à gestão de resíduos. Os resultados foram posteriormente estabelecidos. Por um lado, o sistema de recolha ineficaz, com uma monitorização irregular e deficiente por parte dos prestadores de serviços, foi apontado como uma preocupação das famílias relativamente ao sistema de gestão de resíduos; por outro lado, a falta de educação também foi considerada um problema no que respeita à gestão adequada dos resíduos. No entanto, a educação pode contribuir muito para a sustentabilidade ambiental.

Este estudo defende a participação das ONG e de outras entidades do sector privado que operam com o governo, a fim de melhorar o sistema de gestão de resíduos através de uma monitorização e avaliação adequadas e meticulosas, para facilitar a sustentabilidade ambiental eficiente e a boa saúde.

Os dados foram analisados utilizando estatísticas descritivas e inferenciais calculadas pelo Statistical Package for the Social Scientists (SPSS). O estudo concluiu que o conhecimento, a atitude e a prática eram altamente influenciados pela educação e que a falta de informação adequada era o único fator que impedia uma higiene eficaz das mãos.

O estudo recomenda que o exército, as ONG e o sector privado ajudem o governo a criar um sistema de gestão de resíduos adequado e sustentável através de acções, educação, campanhas e actividades de sensibilização do público na zona urbana de Hlotse, a fim de minimizar os potenciais riscos para a saúde e a degradação ambiental na comunidade.

INTRODUÇÃO

Há muitos anos que os seres humanos vivem e lidam com os perigos, mas a passagem de um perigo a uma catástrofe depende também da interferência do homem no ambiente, cujo impacto tem tido resultados negativos. [st]O surto de novas doenças, como o VIH e a SIDA no século XXI, acrescentou novos perigos a uma lista muito longa de doenças pré-existentes e tornou a comunidade mais vulnerável a contrair outras doenças que estavam prestes a ser declaradas derrotadas, por exemplo, a tuberculose e o sarcoma de Kaposi. (CCAR, 2007 e DEADP, 2011). Embora não deva ser considerada como a única porta de entrada para a aquisição de outras doenças, a falta de higiene é também apontada como a razão para a aquisição de doenças como a diarreia, as infecções do trato urinário, a cólera e a febre tifoide. É sabido que as pessoas saudáveis podem fazer face e evitar uma catástrofe, enquanto as pessoas doentes não podem, e que um ambiente contaminado com resíduos constitui um perigo grave para a comunidade (OMS, 2006; UNHABITANT, 2010).

O tratamento dos resíduos está a tornar-se gradualmente uma preocupação séria em Hlotse, e especialmente em Hlotse, devido ao armazenamento, recolha, transporte, tratamento e eliminação final inadequados e à triagem limitada na fonte dos resíduos. Esta situação faz com que uma parte significativa dos resíduos produzidos acabe no ambiente através de uma eliminação incorrecta, o que acentua os riscos ambientais e para a saúde. O problema da gestão dos resíduos é especialmente observado nos assentamentos informais ou de ocupação, onde quase 80% da população urbana vive sem as infra-estruturas e os serviços sociais necessários; no entanto, as atitudes, as crenças e os conhecimentos das pessoas que vivem na cidade, apesar de terem acesso a todos os serviços sociais, podem também ser um dos factores que dificultam a gestão adequada dos resíduos. Consequentemente, mais de 60 % das doenças que afectam a comunidade estão relacionadas com a água e o saneamento.

Os principais poluentes observados nos resíduos domésticos descartados ou depositados nas lixeiras são os resíduos sólidos e as águas residuais, e a tendência é para o agravamento, sobretudo nas zonas urbanas, devido ao aumento do crescimento demográfico e à concentração das actividades socioeconómicas. A fonte mais grave de poluição são as águas residuais domésticas, uma vez que mais de 90 % da população utiliza fossas sépticas e latrinas de fossa para o saneamento, com paredes que não são estanques, permitindo que as águas residuais entrem e saiam livremente da fossa, contribuindo para as doenças transmitidas pela água.

O advento da civilização industrial e das lojas de abastecimento cooperativo constituem outra etapa crucial na história da gestão dos resíduos, na comparação entre a atual produção de resíduos nos países ocidentais e nos países emergentes (países em desenvolvimento). O volume dos resíduos intensifica-se de forma preocupante, enquanto que o acondicionamento dos nossos alimentos e objectos aumenta e a parcimónia é esquecida. Com a abundância de bens e a elevação do nível de vida, "já não se repara, atira-se e substitui-se". É o caso dos plásticos, não putrescíveis e dificilmente reutilizáveis, e dos produtos tóxicos, pilhas, solventes, pinturas, etc. O regresso à natureza das devoluções humanas (ou descargas ditas "selvagens") torna-se cada vez mais nocivo para os olhos e para o ambiente.

Os resíduos que constituem um perigo para as pessoas incluem os resíduos domésticos, os resíduos de cuidados de saúde, os resíduos de incineradoras, os resíduos industriais (tóxicos), os resíduos de saúde (perigosos), os resíduos comerciais e os resíduos humanos e animais. No entanto, a nossa investigação coloca a ênfase nos resíduos domésticos (Sandia National Laboratories, 2006). Desde que a proteção do ambiente se tornou uma preocupação colectiva, a questão dos resíduos domésticos coloca-se diariamente e diz respeito a todos os indivíduos, mais a nível profissional do que doméstico. Enquanto consumidor, deitador, utilizador de resíduos domésticos selecionados e selecionador de resíduos recicláveis, cidadão ou contribuinte, cada pessoa pode e deve ser ator de uma melhor gestão dos resíduos (Gilliam, 1954). Alguns gestos simples permitem agir concretamente para melhorar o ambiente de vida e preservar o bem-estar da comunidade. Cada cidadão pode deitar fora menos resíduos e pode deitar fora "melhor".

A comunidade gera resíduos que têm consequências diretas e indirectas para as actividades das pessoas e a maioria dos resíduos pode ser classificada como sólida, líquida ou gasosa (Mubaiwa, ND). Os resíduos gasosos são gerados principalmente pela indústria e são libertados no ar, com o risco de doenças pulmonares. Os resíduos líquidos são normalmente descarregados pelas habitações e indústrias através de condutas para os rios e, por vezes, são simplesmente deitados fora em campos de jogos e ruas, com risco de contaminação para o público, resultando em doenças de pele. A categoria que mais interessou à nossa pesquisa foi a dos resíduos sólidos gerados pelas famílias e descartados na rua e no chão. A nossa investigação examinou as medidas adequadas que devem ser tomadas para tratar esses resíduos, uma vez que alguns deles são depositados no rio, o que restringe o seu fluxo, com o consequente risco de inundações, doenças, etc. Assim, a gestão de resíduos deve ser considerada como um dos elementos de um plano estratégico para a mitigação de catástrofes relacionadas com inundações na comunidade e para manter a saúde pública (Regassa et al, 2011; Prakash, 2010; OMS, 2006).

É necessário esperar que os princípios de higiene se enraízem nas mentes das pessoas para que a gestão dos resíduos possa ser organizada pelo serviço público, a fim de reduzir a vulnerabilidade à aquisição de doenças relacionadas com a falta de uma gestão adequada dos resíduos e aumentar a capacidade de resposta. Os trabalhos de Louis Pasteur revelaram a existência de micróbios nas cidades. Existe uma ligação estabelecida entre as bactérias patogénicas dos resíduos, propagadas por insectos e ratos, e as epidemias (OMS, 2006:10-17; Ram et al., 2010). Parece que algumas pessoas na área de estudo ainda estão relutantes em seguir as simples regras de higiene que, durante vários séculos, obrigaram as pessoas a varrer em frente às suas portas e a recolher todos os seus resíduos e a descartá-los corretamente.

Os resíduos também têm uma vantagem económica, uma vez que são recolhidos regularmente a expensas públicas, mas também podem ser utilizados como fertilizantes, se tal for explicado à comunidade (PNUA, 2011). A gestão de resíduos também deve ser considerada e integrada como parte de um plano estratégico para a mitigação de desastres de inundações, proteção ambiental, saúde pública, etc., para o bem-estar de todos. A falta de higiene pode ser considerada como uma porta de entrada para expor a comunidade a ameaças de contrair doenças como a diarreia, as infecções do trato urinário, as infecções do trato respiratório e a febre tifoide (OMS, 2006; UNHABITANT, 2010). Os estudos de intervenção avaliaram o impacto benéfico da educação para a higiene das mãos na redução das infecções do aparelho respiratório, do aparelho digestivo e de outros sistemas (Bloomfield et al, 2007; OMS, 2009). Conforme relatado pelo CDC (2013), a lavagem das mãos em momentos críticos pode reduzir o número de casos de diarreia em até 35%. Assim, observou-se que pacientes foram admitidos no hospital com doenças relacionadas à falta de higiene, o que motivou a investigação deste pesquisador sobre as razões do surto da maioria das infecções, de acordo com a meta de desenvolvimento do milénio de 2015 para reduzir a mortalidade infantil nos países em desenvolvimento (WB et al., n.d.).

Muitos países implementaram sistemas de gestão de resíduos, mas o Lesoto ainda tem dificuldade em cobrir as suas principais cidades e em controlá-los adequadamente. Ainda não foi realizado nenhum estudo para mostrar como os resíduos são gerados e geridos pelos agregados familiares ou pela comunidade, embora um bom estudo esclareça os problemas e forneça soluções para lidar com os impactos diretos e indirectos.

A única coisa a reconhecer é que não existe uma solução perfeita, nem um fracasso absoluto, mas apenas uma estratégia vencedora segura, que é compreender e aproveitar os pontos fortes da nossa própria cidade e colher benefícios das nossas oportunidades (BHP Billiton, 2009).

A nossa investigação baseia-se numa "avaliação das práticas de gestão dos resíduos como fator de risco para a saúde". O objetivo da nossa investigação é delinear os riscos apresentados pela má gestão da eliminação dos resíduos gerados pelos agregados familiares.

CAPÍTULO 1

ANTECEDENTES E MOTIVAÇÃO

A avaliação dos resíduos e a sua gestão colocam problemas muito vastos e difíceis de gerir pelos agregados familiares e dependem fortemente da ajuda do Estado. Os resíduos sólidos não recolhidos entopem os esgotos, provocam o encharcamento das águas e transbordam para as estradas, o que provoca frequentemente um aumento do congestionamento do tráfego, e os resíduos fluidos são muitas vezes despejados em campos de jogos: tudo isto contribui para um elevado risco de inundações e apresenta problemas de saúde pública (Bogner et al., 2007).

Alguns estudos demonstraram que as medidas de gestão de resíduos podem falhar se o sistema de recolha não estiver de acordo com as preferências da comunidade ou se for imposto à comunidade. Assim, a melhor solução pode ser discutir as questões com os membros da comunidade e negociar de modo a incorporar o sistema de gestão de resíduos e reforçar a higiene das mãos (KCC, 2000; Prakash, 2010).

A Hlotse Urban disponibilizou veículos para recolher os resíduos de casa em casa e os funcionários da saúde pública informam regularmente as pessoas sobre o comportamento em relação aos germes, mas o que não é bem compreendido é por que razão os resíduos gerados pelas famílias continuam a ser deitados fora nas estradas e nos rios e por que razão as pessoas continuam a ser apresentadas no hospital com doenças causadas pela falta de higiene. A complexidade deste problema motivou este investigador a realizar esta pesquisa para encontrar as lacunas ou falhas e corrigi-las.

Muitos países em todo o mundo conseguiram implementar procedimentos específicos para a gestão de resíduos e higiene, envolvendo a população na tomada de decisões; mesmo cidades relativamente pequenas com recursos limitados fizeram progressos na gestão de resíduos sólidos (Ljiljana et al., 2010; Maqsood, 2006). Alguns constataram que o tipo de equipamento utilizado é uma das principais lacunas do sistema. O Lesoto não ficou para trás com um projeto que pode mudar a vida da sua população através da implementação de um projeto de rede de água em Hlotse. Assim, os sistemas de recolha normalmente utilizados são:

- Depósito coletivo;
- Colecções de blocos;
- Recolha porta a porta.

Em muitos países, os municípios encontraram soluções para a recolha de resíduos, utilizando pequenas carroças em zonas com pequenos becos onde não podem passar veículos grandes. Além disso, os serviços de saúde pública contribuíram para reduzir as doenças associadas à falta de práticas de higiene e educaram as pessoas através dos meios de comunicação social para tentar mudar os comportamentos. Em Hlotse e em todo o distrito de Leribe, não há investigação a ser feita neste domínio e, apesar da rede de abastecimento de água e do sistema de gestão de resíduos disponíveis, as doenças devidas à falta de higiene continuam a prevalecer e os resíduos continuam a ser encontrados em todo o lado (Millennium Challenge Account-Lesotho, 2013).

1.1 Área de estudo

A zona urbana de Hlotse, representada na Figura 1, está localizada no distrito de Leribe, no Lesoto, a 28° 52' 19" de latitude sul e 28° 02' 25" de longitude leste, com uma população de cerca de 25 500 habitantes (Brinkhoff, 2006 e Collins Maps, 2012) e 6 766 agregados familiares (LGNSP, 2009; BOS, 2006).

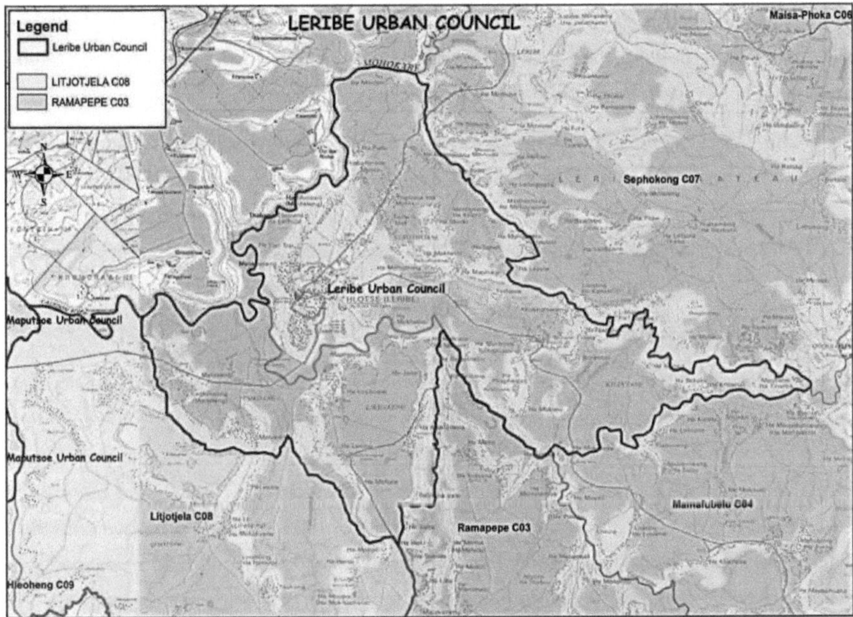

Figura 1.1: Mapa do Conselho Urbano de Hlotse

1.1.1 Apresentação da comunidade

A comunidade de Hlotse Urban transformou-se no maior mercado de mercearias e de vestuário da região, graças aos esforços dos chineses que construíram fábricas na zona, que empregam a população basotho e utilizam o gado e os produtos agrícolas basotho, fornecidos pela própria população basotho. Foram realizadas obras públicas que tornaram a cidade mais atractiva.

Para além de algumas músicas tradicionais famosas que ajudam a população a desfrutar do seu estilo de vida, o tráfico de droga, a violência de gangs e a violência contra as mulheres estão a assolar a comunidade, aumentando também a taxa de criminalidade. A taxa de analfabetismo é muito elevada, o que, juntamente com a prostituição, expõe os jovens à doença do VIH e da SIDA. A falta de educação, de emprego e de informação impede o desenvolvimento da comunidade para lidar com a gestão de resíduos e qualquer outro perigo próximo da comunidade (GoL, 2010).

Esta comunidade é especial devido à sua diversidade de habitantes, composta pelo povo nativo Basotho, com chineses e indianos representando a maior percentagem de estrangeiros (nigerianos, congoleses, ganeses, etc.), partilhando duas línguas, o sesotho e o inglês.

1.1.2 Factores ambientais

Os factores ambientais da zona urbana de Hlotse estendem-se por alguns quilómetros quadrados de ruas, restaurantes, centros comerciais, escolas e casas. Algumas casas parecem estar degradadas, com montes de lixo no quintal. Os carros estão avariados, com peças e óleo a cobrir o chão. A maior parte das estações de serviço e das lojas têm quase as mesmas caraterísticas que as casas de Hlotse (Glass et al., 1995). Há locais de culto que se destacam nas ruas, como uma mesquita, igrejas de reavivamento, igrejas católicas e igrejas pentecostais.

A pobreza é uma das causas que obrigam as pessoas a ir para as colinas, que são susceptíveis de deslizamentos de terras, ficando assim expostas a perigos, e a pobreza também explica porque é que as pessoas migram das aldeias para as cidades em busca de emprego, construindo habitações temporárias e inseguras e ficando expostas a aglomerações que as expõem a várias doenças (Yodman, n.d.).

1.1.3 Instalações relacionadas com a saúde

Hlotse depende de um grande hospital público com 285 camas e que presta todos os serviços de saúde necessários a esta comunidade, incluindo o rastreio da tuberculose, do VIH e da SIDA e o tratamento, e promove a educação sanitária e a saúde das mulheres. O hospital tem médicos de diferentes países, contratados pelo Ministério da Saúde e da Segurança Social para atender os pacientes, incluindo os que vêm de fora desta comunidade (Corvalan et al., 1999). Deve entender-se que a vulnerabilidade da população e a falta de capacidade de resposta são o resultado do desenvolvimento das doenças que a comunidade enfrenta e que são atribuíveis à gestão descontrolada dos resíduos.

1.2 Percepções dos membros da comunidade

Alguns dos pontos fracos enfrentados pelos membros da comunidade foram a poluição, a falta de saneamento, os problemas de droga e as elevadas taxas de criminalidade. Há demasiados restaurantes de fast food na zona, que carecem de higiene, e não há suficientes locais de alimentação saudável, e a falta de lavagem das mãos torna mais difícil manter a forma e a saúde e é uma fonte de surtos de gastroenterite.

1.3 Declaração do problema e pergunta de investigação

Porque é que as pessoas em Hlotse deitam os seus resíduos no mato, ou por vezes no rio, e chegam ao hospital com doenças transmitidas pela água e outras doenças relacionadas com a falta de higiene?

- Sabem como gerir os resíduos que produzem?
- Qual é a sua atitude em relação a esses resíduos? e
- como é que praticam a higiene, especialmente a lavagem das mãos?

1.4 Hipótese

Mais de 50% das pessoas que vivem em Hlotse Urban não sabem como tratar os resíduos gerados por elas próprias em suas casas e têm uma higiene das mãos deficiente.

- Hipótese 1: os níveis de educação têm um significado importante para o conhecimento, a prática e a atitude relativamente à gestão de resíduos em Hlotse Urban.

- Hipótese 2: A gestão de resíduos em Hlotse Urban será melhorada se as pessoas estiverem mais bem informadas sobre a gestão de resíduos e forem ajudadas pelo município a transportá-los.

- Hipótese 3: O controlo da infeção relacionado com a lavagem das mãos será melhorado se os serviços de saúde pública informarem as pessoas sobre as doenças causadas pela falta de higiene e as ensinarem a fazê-lo.

1.5 Justificação

Um sistema enfraquecido de gestão de resíduos ameaça a qualidade do planeamento de mitigação em relação às inundações e à saúde da comunidade, e diminui a viabilidade de uma estratégia bem sucedida para a gestão de desastres (Carawan, 1986). Mas, uma melhor compreensão do conhecimento, atitudes e práticas da comunidade pode:

- Tornar a estratégia de gestão de catástrofes mais centrada na comunidade;
- Aumentar a eficácia e os resultados satisfatórios do plano de atenuação das catástrofes.

Uma vez abordadas todas as questões acima referidas, será encontrada uma solução para melhorar as condições, especialmente num contexto de recursos escassos.

Embora um melhor conhecimento da gestão de resíduos seja importante para uma estratégia bem sucedida contra as inundações e para uma boa saúde na comunidade, nunca foi efectuada investigação sobre este assunto específico no Lesoto em geral, e particularmente em Hlotse. Alguns estudos realizados em todo o mundo mostraram que a participação e a cooperação da comunidade é a escolha essencial do método de gestão de resíduos.

1.6 Objectivos

Os objectivos deste estudo decorrem da observação e da hipótese de que mais de 50% dos residentes em Hlotse Urban não sabem como tratar os seus resíduos e têm uma má higiene das mãos. Os objectivos são:

- para determinar os conhecimentos, atitudes e práticas de eliminação de resíduos na

famílias em Hlotse Urban;

- para identificar falhas e lacunas e formular recomendações para ajudar a

a comunidade a cumprir a gestão de resíduos e a adotar as soluções elucidadas em conformidade;

- propor um plano de redução dos riscos para a comunidade.

CAPÍTULO 2

REVISÃO DA LITERATURA

2.1 Contexto da gestão de catástrofes

A Lei número 2 de 1997, que prevê a Gestão de Desastres do Lesoto, estabeleceu a Autoridade de Gestão de Desastres (DMA) com o objetivo de controlar e regular as actividades relacionadas com emergências no que diz respeito às diferentes fases de um continuum de desastres, através das suas fases de prevenção, mitigação, prontidão, resposta e planos de recuperação, como estipulado pelo Parlamento do Lesoto (GoKL, 1997:256). O Chefe Executivo da Autoridade de Gestão de Desastres é nomeado através do Ministério dos Assuntos Sociais para coordenar as actividades e reportar sobre todas as actividades, emergências ou desastres que possam ocorrer no país. O Primeiro-Ministro é a única pessoa com o poder de declarar o estado de emergência ao abrigo da secção 23 da constituição do Lesoto, e ele ou ela pode também autorizar as diferentes acções e actividades que beneficiem os indivíduos ou uma comunidade durante uma emergência ou catástrofe, de acordo com o Emergency Powers Order 1988 (GoKL, 1997:15).

No quadro da prontidão de desastres, mitigação, alívio, e resposta, a Lei de Gestão de Desastres explica o envolvimento de diferentes partes interessadas, i.e. sectores privados, e Organizações Não-Governamentais (ONGs), dentro do papel de implementação dos objectivos de gestão de desastres no Lesoto. Os principais objectivos são a preparação de um plano de gestão de desastres a nível nacional, a promoção de medidas de prevenção, intervenção e reabilitação para o público através de campanhas, e a criação de um pessoal para a gestão de desastres a diferentes níveis (GoKL, 1996).

A maior parte das medidas de gestão de desastres no Lesoto são focadas em desastres naturais, tais como cheias, secas, chuvas fortes e quedas de neve, embora existam também desastres provocados pelo homem que podem também ter um impacto negativo na comunidade ou interagir com perigos naturais e assim levar a desastres, dos quais a gestão de resíduos é um exemplo. Transformamos o nosso ambiente para sermos auto-suficientes: produzimos plásticos, alimentos, cervejas, vinhos, roupas, olhares, etc., e, após a utilização, geramos resíduos que devem ser corretamente tratados para promover um bem-estar sustentável. Algumas grandes indústrias e empresas conseguiram gerir corretamente os seus resíduos, reciclando-os, mas há um aspeto que não está sob o nosso controlo, ou seja, os resíduos gerados e tratados em casa (sólidos, líquidos ou gasosos).

2.1.1 Gestão de resíduos de catástrofes

Os resíduos sólidos provenientes do lixo doméstico ou domiciliário podem interferir de diferentes formas na natureza, dependendo dos seus componentes, pois alguns deles são produtos químicos complexos fabricados com componentes orgânicos ou inorgânicos e, uma vez expostos ao meio ambiente, podem transformar-se em lixiviados após precipitação atmosférica. Os lixiviados têm impurezas biorresistentes, componentes tóxicos e microrganismos com agentes patogénicos específicos que podem contaminar o solo, a água e o presente e tornar-se perigosos para o gado e a comunidade (RD, 1995, Instruction on designing, 1996 e N.S. Larionov, 2010).

O objetivo de um projeto de gestão de resíduos é melhorar as condições ambientais, tendo em conta os potenciais impactos ambientais através de medidas de atenuação prospectivas adequadas para reduzir o impacto negativo do tratamento de resíduos no ambiente e na saúde pública. As técnicas de gestão constituem um exemplo de medidas de atenuação que podem ser adoptadas para minimizar os impactos adversos significativos através dos impactos ambientais de um aterro sanitário. Os impactos ambientais de um aterro podem incluir um impacto na qualidade do ar, um impacto ecológico, um impacto na segurança e na saúde pública, um impacto no tráfego do local, um impacto na qualidade da água e na hidrologia e um impacto socioeconómico (Qdais, 2007). A má gestão dos resíduos domésticos afecta os sectores mais marginalizados da comunidade e apresenta graves riscos para a saúde, prejudica a segurança humana e aumenta os perigos ambientais (Oxfam, 2008).

2.1.2 Política e legislação em matéria de resíduos

De acordo com o artigo 1º da Convenção de Estocolmo, deve ser tida em consideração a seguinte declaração: "Tendo em conta a abordagem de precaução estabelecida nos princípios 15 da Declaração do Rio sobre Ambiente e Desenvolvimento, o objetivo da presente convenção é proteger a saúde humana e o ambiente dos poluentes orgânicos persistentes" (ONU, 1972). Isto é sublinhado pela Lei do Governo Urbano de 1983, que trata da promoção da "saúde, bem-estar e conveniência e do desenvolvimento, saneamento e comodidades". Estas autoridades podem prestar serviços sanitários, incluindo a remoção de resíduos dentro dos limites definidos, como parte das suas responsabilidades. No entanto, ainda é difícil ver a aplicação das leis nos distritos (LGNSP, 2009).

A Constituição do Lesoto estabeleceu uma base sobre a qual as questões ambientais são regidas por leis e políticas. De acordo com o artigo 36º da Constituição do Lesoto, relativo à proteção do ambiente, "o Lesoto adoptará políticas destinadas a proteger e a melhorar o ambiente natural e cultural do Lesoto em benefício da geração presente e futura e esforçar-se-á por assegurar a todos os cidadãos um ambiente são e seguro, adequado à sua saúde e bem-estar" (GoKL, 1993:45).

2.2 Abordagem da saúde em caso de catástrofe

As políticas e os objectivos relativos à gestão de resíduos melhoram a saúde e o bem-estar social ao influenciar as condições ambientais, com o objetivo de combater todas as doenças relacionadas com as práticas de manuseamento de resíduos e utilizar os recursos limitados disponíveis, tal como desenvolvido no Pacote de Saúde Distrital. Os problemas relacionados com o controlo de vectores, a higiene alimentar, a saúde e segurança no trabalho, a água potável e o saneamento e a saúde precária são abordados através do Pacote de Saúde Distrital (MoTEC, 2006).

Todos os anos, 1,8 milhões de pessoas em todo o mundo morrem devido à diarreia, sendo esta uma das doenças transmitidas pela água, responsável pela morte de 1,5 milhões de crianças com menos de cinco anos (OMS, 2007). No entanto, uma educação adequada em matéria de higiene, incluindo a lavagem das mãos, o saneamento básico e o acesso a água potável, poderia evitar quase 90 % das mortes (OMS/ONU, 2010) e também melhorar a saúde, a redução da pobreza e o desenvolvimento socioeconómico (Fewtrell et al., 2005; DEFRA, 2004). Em 2000, as Nações Unidas decidiram reduzir para metade a proporção de pessoas sem acesso a saneamento básico e a água potável segura até 2015, de acordo com o objetivo 7 do milénio. Hoje, em 2015, ainda não conseguimos atingir o objetivo fixado, com a África Subsariana a ficar para trás (OMS/UNICEF, 2006). Observa-se claramente que, nas zonas rurais africanas, 2 a 3 pessoas não têm acesso a um abastecimento de água adequado. Uma abordagem de gestão da água a nível doméstico será a intervenção adequada a aplicar a curto prazo (Fewtrell et al., 2005; Mintz et al., 2001).

Doenças relacionadas com a água (Gleick, 2002)

- **Doenças transmitidas** pela água: são causadas pela ingestão de água poluída por fezes ou urina humanas ou animais, que contêm vírus patogénicos, bactérias, fungos, disenteria bacilar ou outras doenças diarreicas.

- **Doenças transmitidas pela água**: são causadas por uma higiene pessoal inadequada e pelo contacto dos olhos e da pele com água infetada; estas incluem o tracoma, a sarna e as doenças transmitidas por piolhos, pulgas e carraças.

- **Doenças de origem hídrica**: são causadas por parasitas que podem ser encontrados em organismos intermediários que vivem na água contaminada; como a esquistossomose, helmintos e dracunculíase,

- Doenças **relacionadas com a água**: causadas por insectos vectores, como os mosquitos, que se reproduzem na água; estas incluem a dengue, a filariose, a febre amarela, a tripanossomíase, a oncocercose e a malária.

2.2.1 Manuseamento de resíduos

Os locais de armazenamento temporário e inadequado podem causar danos potenciais ao ambiente e afetar os meios de subsistência (PNUD, 2006).

A inovação e a industrialização aumentaram a poluição do ar, da terra e da água. O aumento da população mundial fez aumentar a quantidade de resíduos gerados diariamente em resultado da procura de alimentos por parte de cada agregado familiar. Devido à falta de recursos, nem todos os resíduos recolhidos são transportados para locais de descarga, o que resulta em problemas ambientais. A gestão inadequada dos resíduos, em particular dos excrementos, dos resíduos líquidos e sólidos, provenientes dos agregados familiares representa um perigo grave, levando à propagação de doenças infecciosas e parasitárias (Hanks, 1967:7786; 194).

Os resíduos não cobertos molham-se, decompõem-se e libertam maus cheiros, atraindo ratos, baratas, moscas e outras criaturas, levando a condições pouco higiénicas e, consequentemente, à propagação de doenças. O lixo doméstico orgânico constitui uma ameaça grave, uma vez que pode fermentar, criando condições favoráveis ao crescimento de agentes patogénicos, e a exposição química leva ao envenenamento ambiental (Hanks, 1967:11-14; 194). Os resíduos sólidos, se não forem recolhidos, podem bloquear o escoamento das águas pluviais, o que resulta em massas de água estagnadas que se tornam um meio favorável aos germes. O despejo de resíduos perto de fontes de água também contamina a massa de água e as fontes de água subterrânea. Os resíduos não tratados despejados nos rios, lagos ou mares contribuem para a acumulação de substâncias tóxicas na cadeia alimentar, através dos animais e plantas que deles se alimentam (Sankoh, Yan & Tran 2013; Abul, 2010)

A utilização incorrecta do plástico descartado e o seu impacto na vida humana são atualmente motivo de preocupação. Os plásticos coloridos contêm crómio, cobre, chumbo, cádmio, cobalto e selénio, que são metais pesados, altamente tóxicos e prejudiciais para a vida humana, devido à pigmentação e ao metal pesado que contêm (Sankoh et al., 2013; Karija, Shihua & Lukaw, 2013).

2.2.2 Saúde e segurança das pessoas

O objetivo de um plano de prevenção de catástrofes é identificar os perigos e promover um ambiente saudável e seguro, como comprovado por muitos estudos (Solis, Hightower, Sussex & Kawaguchi, 1995; Brown, Milkea & Sevillea, 2011; SWANA, 2005; USEPA, 2008). Quando lidamos com resíduos, temos de compreender os três aspectos da saúde humana e da segurança na gestão de resíduos de catástrofes: o primeiro diz respeito aos resíduos de cuidados de saúde, a matriz de resíduos que inclui substâncias perigosas e parasitas e vectores (WMinE, 2003; Petersen, 2004); o segundo é a gestão de resíduos no que diz respeito aos riscos para a saúde e a segurança (USEPA, 1995b); e o terceiro e último aspeto é a consideração da proteção de todos os que lidam com os resíduos (Anexo 4).

Nos Estados Unidos da América, a catástrofe e o contexto determinam a responsabilidade financeira no que respeita à gestão de resíduos de catástrofes, e os serviços responsáveis pela recolha de resíduos são financiados pela FEMA (FEMA, 2007; Mazhindu et al., n.d.), a fim de acelerar a remoção dos resíduos e atenuar os riscos para o ambiente e as pessoas.

2.3 Identificação de perigos e factores de risco

A identificação e a avaliação do perigo são realizadas para determinar se um fator de risco está a causar um aumento da probabilidade de danos. Na avaliação do perigo, o primeiro passo é a recolha de dados relativos aos factores a avaliar, incluindo as actividades estruturais, as vias de exposição e os impactos do perigo, em termos económicos, sociológicos e ambientais. Um processo de identificação do perigo tem dois objectivos: a decisão de utilizar a avaliação quantitativa dos riscos como primeira razão e a classificação dos danos causados pelo perigo humano de acordo com a sua gravidade e a população exposta (Jin, 2014).

2.3.1 Avaliação dos riscos

Uma vez que não existem infra-estruturas tais como aterros sanitários, o despejo descontrolado e a queima de resíduos no Distrito de Leribe, e particularmente em Hlotse, conduziu a níveis de poluição de resíduos sólidos, gasosos e líquidos que são particularmente elevados. Embora existam várias leis que abordam questões relacionadas com resíduos, saúde e ambiente, nenhuma delas é ainda aplicada, provavelmente devido à falta de estruturas de monitorização adequadas (Dep. do Ambiente, 2006).

Este processo identificará os perigos humanos mais prováveis no que respeita aos resíduos, susceptíveis de ameaçar a vida da comunidade em Hlotse Urban. A utilização de uma avaliação de riscos baseada na comunidade será a melhor abordagem a aplicar neste contexto, utilizando os seguintes passos:

1. Primeiro passo: Identificação de potenciais perigos através de registos de dados anteriores;
2. Segunda etapa: Definição de prioridades através de uma matriz de classificação ou pontuação;
3. Terceira etapa: indicação dos locais de perigo num mapa de perigo;
4. Quarta etapa: formulário de avaliação do perigo, narrativa do comportamento do perigo, tendência histórica, etc.

Com base em registos e estatísticas, as possíveis doenças que podem ocorrer a partir de resíduos são descritas a partir de experiências anteriores. Ao classificar estas doenças, as pontuações mais elevadas são consideradas prioritárias para uma avaliação mais aprofundada. Neste contexto, a causa principal será a melhor forma de lidar com o impacto dos perigos dos resíduos domésticos em Hlotse Urban.

Tabela 2.1: Os critérios de pontuação dos seis perigos mais prevalecentes em Hlotse Urban

1. probabilidade de ocorrência futura com base na experiência anterior (probabilidade / frequência)		
Probabilidade	**Valor do índice**	**Descrição**
Muito provável	4	• Houve acontecimentos importantes que estão bem documentados no passado; • A possibilidade de ocorrência é permanente durante um ano ou mais de uma vez por ano (ou seja, >1/1 = 100 %)
Provável	3	• O historial de eventos é de 33-100 % de probabilidade por ano

		• Há ocorrências significativas ocasionais com pelo menos 2 ou mais eventos históricos significativos documentados; • A probabilidade de ocorrência de eventos é de cerca de uma vez em cada 3 anos (ou seja, 1/3 = 33%) • O historial de eventos é de 20-33% de probabilidade por ano.
Possivelmente	2	• Existem raras ocorrências significativas com pelo menos um acontecimento histórico menos significativo documentado; • A probabilidade de ocorrência de eventos é de cerca de um em cada 5 anos (ou seja, 1/5 = 20%) • O historial de eventos é de 20-33% de probabilidade por ano.
Pouco provável	1	• Existem raras ocorrências significativas com pelo menos 1 evento histórico significativo documentado; • A probabilidade de ocorrência de eventos é de cerca de um em cada 10 anos (ou seja, 1/10 = 10%) - O historial de eventos é de 0 - 10 % de probabilidade por ano.

2. Gravidade ou magnitude dos impactos potenciais de registos anteriores (lesões, doenças, mortes)		
Gravidade	**Valor do índice**	**Descrição**
Catastrófico	4	- Há várias mortes; • Há danos graves em mais de 50 % dos bens; • O encerramento total das instalações continua durante mais de 1 mês
Crítico	3	- Existem incapacidades permanentes resultantes de lesões e/ou doenças; - Os danos materiais são graves e situam-se entre os 26% e os 50%; - O encerramento total das instalações críticas continua durante pelo menos 14 dias

		- Ausência de incapacidades permanentes resultantes de lesões e/ou doenças;
Limitada	2	- Há danos graves entre 10% e 25% nos bens;
		- O encerramento total das instalações críticas continua durante pelo menos 1 dia
		- Os primeiros socorros são suficientes para tratar ferimentos e/ou doenças
Negligenciável	1	• Os danos são graves e afectam menos de 10 % dos bens;
		• O encerramento de instalações críticas continua durante pelo menos 24 horas ou menos.

3. Duração do risco

Perigo de vida	**Valor do índice**	**Descrição**
Mais de 1 semana	4	Evento prolonga-se para além de uma semana
Menos de 1 semana	3	O evento dura menos de uma semana
Menos de 1 dia	2	O evento dura menos de um dia
Menos de 6 horas	1	O evento tem uma duração inferior a 6 horas

4. Tempo de aviso do evento de perigo (velocidade de início)

Tempo de aviso	**Valor do índice**	**Descrição**
Menos de 6 horas	4	Tempo de aviso inferior a 6 horas antes da ocorrência do evento
6 - 12 horas	3	Aviso prévio de 6 a 12 horas antes da greve do evento
12 - 24 horas	2	Aviso prévio de 12 a 24 horas antes da greve do evento
> 24 horas1Prazo de aviso		de, pelo menos, 24 horas antes da ocorrência do evento.

Com base na Tabela número 1, depois de delinear o índice de pontuação, a Tabela 2 classificará os 6 perigos mais importantes em Hlotse Urban.

1.1.2 Identificação e classificação do perigo

Hlotse Urban tem 6 perigos predominantes relacionados com a má gestão de resíduos, cada um dos quais será classificado e priorizado de acordo com a sua pontuação total. A capacidade de lidar com o impacto também será diferente, com alguns círculos eleitorais a saírem-se melhor do que outros, e tendo em conta que a capacidade não pode ser zero, pois sabemos que as comunidades têm formas indígenas de lidar com o perigo. Considerámos hipoteticamente que a classificação mais baixa para a capacidade deve ser pelo menos 1 (um), e 10 (dez) para a melhor capacidade de resposta. A intensidade do perigo será escalonada entre 1 e 4, sendo 1 a intensidade mais baixa e 4 o impacto mais elevado para os agregados familiares nos círculos eleitorais. Medimos o impacto na gravidade e na duração da mesma forma e efectuámos um somatório para obter a pontuação e classificar o perigo mais elevado.

Tabela 2.2: Critérios de pontuação dos seis perigos mais prevalecentes em Hlotse Urban relacionados com a má gestão de resíduos

Perigo	ATRIBUTOS DE PRIORIZAÇÃO				Total	
	Probabilidade / Frequência	**Gravidade**	**Duração do risco**	**Velocidade de início**	**pontuação (16)**	**Classificação (6)**
Diarreia	4	2	3	2	11	2
Malnutrição	3	2	3	1	9	3
Febre tifoide	2	1	3	1	7	4
Infeção respiratória	**4**	**4**	**4**	**1**	**(J3**	**1**
Seca	1	2	4	1	8	4
ITU	4	1	2	1	8	4

O perigo mais prevalente em Hlotse Urban é a infeção respiratória, à qual será dada prioridade.

1.1.3 Probabilidade e frequência de ocorrência

A probabilidade de ocorrência pode ser definida como uma estimativa da frequência com que um evento ou perigo pode ocorrer. Isto pode ser determinado através de uma análise de eventos históricos sobre a frequência de ocorrência, as capacidades de resposta e os esforços de prevenção de perigos numa comunidade. Utilizando registos anteriores, determinaremos a frequência e a probabilidade de ocorrência de cada perigo nesta área. No entanto, de acordo com um relatório do Provedor de Justiça (2006), Hlotse Urban tem um grande problema com a gestão de resíduos, bem como com a eliminação de esgotos, como também foi sublinhado pela WASA, que se deparou com problemas intermináveis com o entupimento de canos devido à utilização inadequada de produtos descartáveis, tais como fraldas descartáveis, pensos higiénicos, cotonetes, sacos de plástico e boletins informativos, que são encontrados ao tentar desentupir os canos (WASA, 2008:14-15).

Numa inspeção a Hlotse, é difícil encontrar caixotes do lixo ao longo das ruas, o que também observámos durante este estudo. Algumas casas e lojas queimam os seus resíduos à noite, o que contribui para a poluição do ar.

A zona urbana de Hlotse continua a ter problemas com os resíduos sólidos, líquidos e gasosos devido à ineficácia do sistema de drenagem, à falta de locais de descarga adequados e à poluição do ar por gases provocados pela queima de materiais (MoTEC, 2006)

1.1.4 Intensidade dos resíduos / Infeção respiratória

Os resíduos são predominantes e observados em toda a zona de Hlotse, causando impactos negativos na saúde, com infecções respiratórias em crianças e adultos, diarreia em crianças e outras doenças, bem como impactos negativos gerais no ambiente (GoL, 2013).

A qualidade deletéria de uma substância negativa como os resíduos é fortemente sentida na comunidade, juntamente com os seus impactos negativos nas famílias das vítimas. A falta de gestão de resíduos é fortemente sentida na medida em que algumas pessoas estão a ficar doentes devido à forma incorrecta de lidar com os resíduos e à consequente contaminação ambiental. É óbvio que toda a gente produz resíduos, mas como não existe uma forma adequada de os tratar, nem um local de despejo oficial, nem um sistema de recolha adequado, as famílias deitam-nos fora onde querem. Durante a nossa inspeção, algumas pessoas deitaram os resíduos na berma da estrada, outras deitaram-nos na estrada e outras deitaram-nos no mato.

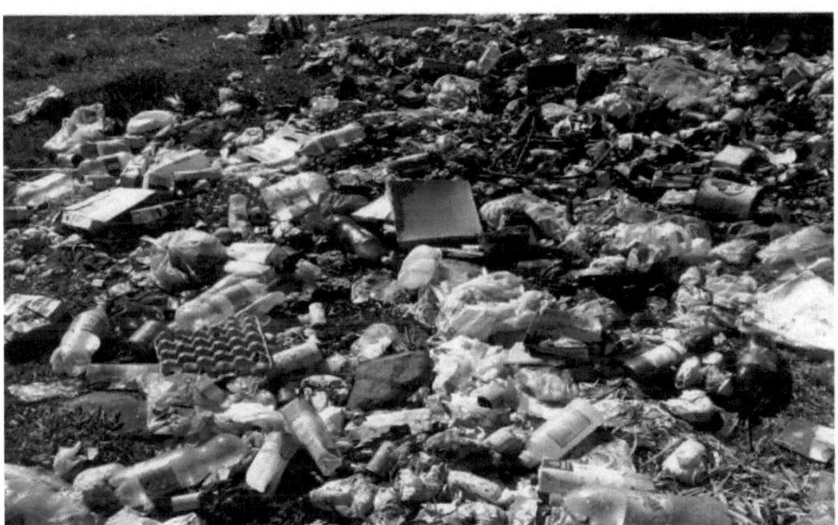

Figura 2.1: Tirada em Hlotse Urban, na estrada que vai para a escola secundária de Masenate

1.1.5 Gravidade dos resíduos / infecções respiratórias

A infeção do trato respiratório resultante da má gestão dos resíduos é seriamente sentida em Hlotse. A gravidade que pode ser utilizada varia de acordo com o impacto dos resíduos numa determinada área; como tal, na determinação da zona de baixo, médio e alto risco em Hlotse. É difícil provar que todas as infecções respiratórias são necessariamente atribuíveis à má gestão dos resíduos, mas sabe-se que o ambiente desempenha um papel importante na contaminação das infecções respiratórias.

Iremos medir os registos históricos da má gestão dos resíduos no que diz respeito aos seus impactos na sociedade (saúde), no ambiente e na economia. Examinaremos o número de pessoas que morreram de infecções respiratórias, diarreia, desnutrição, etc.; o impacto dos resíduos no ambiente (degradação dos solos, erosão, ligação de esgotos e poluição atmosférica); em seguida, classificaremos os impactos de acordo com as zonas de alto risco - uma área com perdas mínimas será a zona de risco médio, e a área com menor impacto de danos provocados pelos resíduos será classificada como zona de baixo risco, com base na nossa ilustração das tabelas 2.1 e 2.2, que classificam a gravidade da perda (mínima, moderada e grave) e o nível da zona de perigo, respetivamente (baixo, médio e grave).

1.1.6 Duração dos resíduos / infeção respiratória

A duração do acontecimento (perigo) é a duração de um período de tempo durante um determinado período para esse acontecimento específico. Alguns dos perigos, como os resíduos, são permanentes e têm impactos negativos, pois é sabido que não são bem geridos no nosso contexto e que as infecções respiratórias são as que têm mais impactos negativos na saúde relacionados com os resíduos. Outros perigos têm ocorrências esporádicas, como a seca e a febre tifoide, pelo que a classificação terá em consideração todos estes aspectos e fará suposições de algum valor, embora seja difícil classificar um perigo permanente, mas isso pode ser feito considerando os anos, o número de população afetada, o impacto social, etc.

2.4 Os perigos para o ambiente e a saúde humanos e as vias de exposição

A água proveniente dos esgotos é perigosa para a saúde humana, uma vez que contém vírus e agentes patogénicos, que também têm impacto na produção agrícola, levando ao prolongamento dos períodos de crescimento das culturas, à alteração dos sabores dos frutos e legumes e à maturação tardia das plantas, atribuível aos efeitos do azoto (Yunzheng & Tianbao, 2001). Esta condição, uma vez mantida durante um longo período, conduzirá à poluição do solo, a concentrações químicas mais baixas e a um impacto na saúde humana. Há provas de que alguns animais, depois de terem bebido água contaminada, são susceptíveis de desenvolver crises (Xu Jin, 2014; Cangialosi, Intini, Liberti, Notarnicola & Stellacci, 2007).

2.4.1 Localização e caraterísticas dos perigos

Os métodos de análise de pontuação de perigo também podem ser utilizados para determinar as zonas de alto risco em Hlotse Urban e para determinar quais as variáveis expostas que devem ser avaliadas relativamente à forma como os resíduos podem afetar o indivíduo e a comunidade, o que foi feito com base na opinião de peritos para determinar as diferentes zonas de perigo.

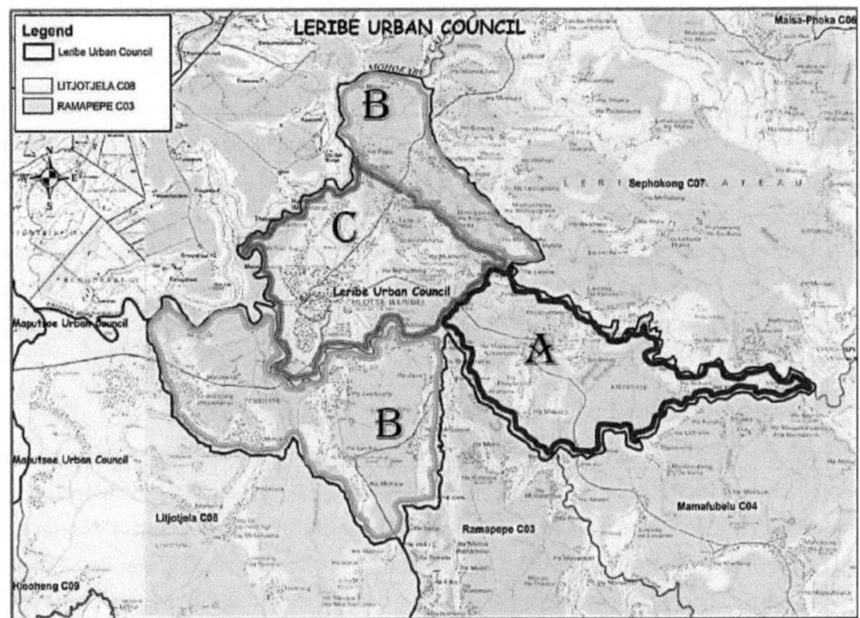

Figura 2.2: Mapa de avaliação de riscos do conselho urbano de Hlotse

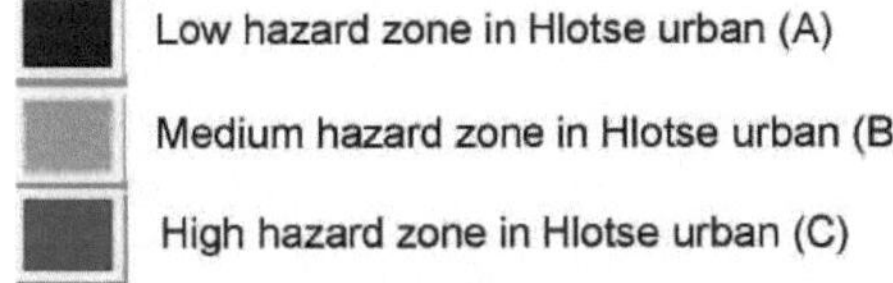

2.4.1.1 Zonas de baixo risco em Hlotse Urban (Comunidade A)

Os riscos de desenvolvimento de infecções respiratórias e de surtos de diarreia são muito limitados. Os residentes desta zona têm casas bem construídas e parecem ter o mínimo necessário para a sua vida quotidiana; têm água a correr nas torneiras e o seu ambiente parece estar limpo. A maioria destes agregados familiares usa eletricidade para cozinhar, alguns até têm aquecedores eléctricos durante o inverno, e observámos que alguns têm caixotes do lixo à sua volta.

2.4.1.2 Zonas de risco médio em Hlotse Urban (Comunidade B)

As comunidades localizadas nesta zona estão expostas a alguns impactos provenientes dos resíduos em torno da maioria das lojas. Assumimos que estes residentes têm informação razoável sobre os sistemas de gestão de resíduos e que sabem como se proteger dos resíduos. Assim, os riscos de desenvolver infecções respiratórias, diarreia e outros surtos são moderados. Observámos que a maioria destes agregados familiares usa fogões a gás para cozinhar, embora por vezes usem eletricidade, e usam aquecedores a gás durante o inverno.

2.4.1.3 Zonas de alto risco em Hlotse Urban (Comunidade C)

Esta zona tem comunidades que vivem perto de rios e paragens de autocarro, num contexto misto, o que significa que algumas casas estão bem estruturadas e outras não. Estão muito expostas ao lixo: alguns resíduos são descartados no rio e outros no mato. Os esgotos não são bem controlados: as crianças podem facilmente brincar com os excrementos das vacas, e os residentes utilizam estrume animal ou parafina para cozinhar, e utilizam os mesmos materiais para aquecer as suas casas durante o inverno. Não há caleiras nas casas, nem à volta da rua; depois das chuvas, a água fica estagnada e torna-se uma fonte de infeção, e as crianças brincam com rãs e outros animais aquáticos e desenvolvem doenças de pele, diarreia, etc.

2.5 Avaliação da vulnerabilidade e capacidade de cópia

Hlotse Urban está a enfrentar os impactos de problemas pré-existentes com a saúde e o ambiente que prevalecem em todo o país do Lesoto. A capacidade de resposta não é eficaz e o país continua a arrastar-se na realização dos objectivos do milénio. No entanto, os resultados em matéria de género e de ensino primário são mais fortes, com uma taxa líquida de escolarização de 82% em 2010 e uma taxa de frequência feminina superior à masculina no ensino secundário e superior. No entanto, 57,1 % da população vive abaixo do limiar de pobreza, com 29,5 % de défice de pobreza, uma vez que a maioria dos basotho que procuram emprego não conseguiram encontrar trabalho nas minas sul-africanas (GoL, 2013; WB, N.D).

As mulheres e as crianças são a parte mais vulnerável da população, uma vez que 36% dos agregados familiares são chefiados por mulheres, com incidências de pobreza, que dificilmente possuem quaisquer activos produtivos e enfrentam mais desafios para garantir um emprego estável. Além disso, o Lesoto conta com 28,5% de órfãos na sua população, principalmente devido ao VIH e à SIDA que prevalecem (27%) no distrito de Leribe, onde se situa Hlotse Urban, expondo assim estas crianças a situações vulneráveis. Estas incluem a insegurança alimentar, uma vez que o país perdeu 82 000 hectares de terra arável para a agricultura (quase 89 a 90 % da área total) nas últimas décadas, e a terra ainda está exposta à degradação ambiental (GoL, 2013:8-11).

O país continua a enfrentar uma grave escassez de recursos humanos, incluindo 73,3% dos enfermeiros que compõem a força de trabalho do Ministério da Saúde, seguidos pelos médicos com 6%, bem como alguns outros quadros do Ministério da Saúde. O rácio médico/população é de 0,5 por 10 000 habitantes e de 6,2 enfermeiros por 10 000 habitantes, rácios muito inferiores aos da região Afro da OMS, que são de 2,4 e 10,9, respetivamente (MoHSW, 2012). Perante esta escassez, Hlotse é muito vulnerável, com uma capacidade de resposta insignificante, sofrendo de incapacidade de reduzir os riscos em termos de surtos de doenças, falta de recursos adequados e degradação do ambiente que resultará em catástrofes, o que dificultará a realização dos objectivos do milénio.

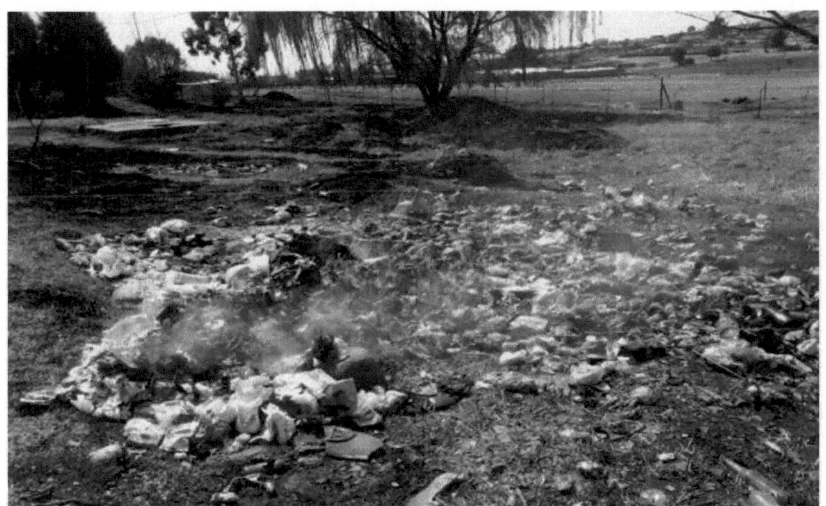

Figura 2.3: Tirada em Hlotse Urban no campus da LHDA

Exceptuando a capital Maseru, que dispõe de alguns centros de resíduos, apenas uma pequena parte dos resíduos sólidos é devidamente eliminada. Apenas 5% são reciclados, 41% são despejados em valas e espaços abertos, 56% dos resíduos domésticos são queimados, 13% dos resíduos são enterrados e 27% são transformados em composto; quase não existe uma gestão adequada dos resíduos sólidos a nível distrital, incluindo Hlotse Urban (GoL, 2013).

O Departamento de Saúde Ambiental tem de tomar medidas urgentes para separar os diferentes tipos de resíduos para tratamento adequado. A necessidade de disponibilizar mais recursos e equipamento para a gestão de resíduos é evidente em Hlotse, uma vez que existem grandes problemas relacionados com os locais de deposição e tratamento de resíduos nesta comunidade.

A vida das pessoas é posta em causa quando são vulneráveis e estão expostas a perigos, o que também expõe diferentes elementos ao risco, por exemplo, a degradação dos solos, a erosão e o risco de contrair doenças. A quantificação da vulnerabilidade envolve aspectos tangíveis e intangíveis, tais como alguns elementos que dificilmente são avaliados e quantificados de forma adequada, e a capacidade de fazer face à situação. A vulnerabilidade de uma comunidade é avaliada em diferentes aspectos, como se segue:

- Ambiente
- Socialmente, e
- A nível económico.

Cada aspeto será avaliado de acordo com a perturbação direta ou a perturbação indireta, a fim de formular uma conclusão adequada e apresentar um plano de redução, após a análise dos dados do questionário.

As doenças e os impactos ambientais negativos são consequências da má gestão dos resíduos. A principal função da avaliação da vulnerabilidade é definir o modo como as pessoas são afectadas pela má gestão dos resíduos e as razões pelas quais a população afetada é incapaz de lidar com a situação como os outros. Quando todas as razões forem conhecidas, serão adoptadas medidas adequadas para aumentar a capacidade de resposta e prevenir ou atenuar os riscos.

Os resíduos enquanto perigo referem-se a todas as variedades de danos causados pela gestão incorrecta dos resíduos e a todas as consequências com eles relacionadas (Kumar 2009: 35). Os danos potenciais atribuíveis aos resíduos incluem uma vasta gama de impactos nocivos para as pessoas, a sua saúde, os seus bens e o sistema ambiental. As consequências da má gestão dos resíduos não são apenas calculadas e analisadas em termos de danos monetários, mas também em termos de danos não monetários e perturbações. Os danos sociais, económicos e ambientais, diretos e indirectos, devem ser analisados a fim de se chegar a uma conclusão lógica sobre a extensão dos danos que a má gestão dos resíduos pode causar. Assim, nesta secção, vamos identificar e analisar os danos sociais, económicos e ambientais, diretos e indirectos, tangíveis e intangíveis, causados pelos resíduos em Hlotse Urban.

Os factores que podem ser considerados para determinar os danos residuais incluem o valor monetário dos danos. No entanto, os custos de substituição não devem ser utilizados porque, tal como referido por Birkmann (2006:3), a utilização dos custos de substituição constitui uma sobrestimação dos danos que teriam sido registados, uma vez que a substituição implica sempre a melhoria da estrutura degradada. Em vez disso, devem ser utilizados os valores depreciados. Outros factores que devem ser determinados incluem a área geográfica em que os efeitos dos resíduos são normalmente sentidos e um período de tempo bem definido, que é permanente no nosso contexto.

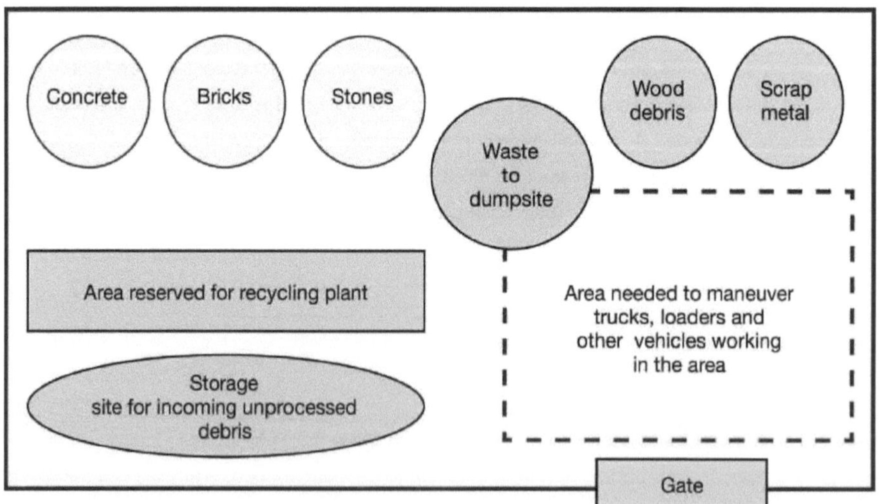

Figura 2. 4: Esquema sugerido para um sítio de eliminação temporária

(Fonte: Diretrizes de gestão de resíduos de catástrofes: OCHA, MSB, SCCA e PNUA, 2011)

1.1.1 Danos económicos potenciais

Em Hlotse Urban, a maioria dos agregados familiares vive abaixo do limiar da pobreza: alguns residentes trabalham à peça, outros são comerciantes, enquanto outros são trabalhadores diários, empreiteiros, agricultores ou operários fabris, todos trabalhando para sustentar as suas famílias (GoL, 2013). Em tempos normais, quando não há doença, os ganha-pão obtêm a maior parte dos lucros do seu trabalho, das culturas de rendimento e do comércio. Com esses lucros, as crianças são educadas (escola, colégios e universidades) e as pessoas esforçam-se por melhorar os seus meios de subsistência para conseguirem uma vida de melhor qualidade. Em caso de doenças ou ferimentos causados por materiais cortantes provenientes dos resíduos, os chefes de família não poderão ir trabalhar, o que também terá um resultado negativo na produtividade das empresas. As empresas, para manterem a sua produtividade, exigirão a outros colegas que trabalhem mais para produzir o mesmo trabalho, em comparação com a equipa de trabalho normal, a fim de substituírem as pessoas que estão de baixa por doença. Esta situação também afectará as pessoas no trabalho e expô-las-á a mais riscos.

A este respeito, calculamos uma estimativa dos ganhos económicos que um chefe de família teria obtido com o dinheiro e as obrigações diárias. Os bens, como o gado, podem ser vendidos e o dinheiro será utilizado para fins médicos (consultas, compra de medicamentos, etc.), situação que agravará a pobreza da família afetada.

1.1.2 Potenciais danos sociais

As consequências de mortes ou ferimentos relacionados com a má gestão dos resíduos são também formas de danos impostos às comunidades. O impacto é grave quando é o ganha-pão que morre e a pneumonia é uma das principais causas. Wisner (2004:225) observou que um tal impacto social sobre a família aumenta a vulnerabilidade existente e até a alarga a novos grupos de pessoas. Os dependentes terão, portanto, de encontrar outros meios de sobrevivência. Além disso, quando um membro da família é ferido e adoece, as pessoas adiam tudo, incluindo as idas ao campo, e dedicam a maior parte do seu tempo a ajudar a pessoa a recuperar. Isto, por sua vez, significa que essas famílias passarão fome e terão menos oportunidades de obter um rendimento. As consequências das mortes e lesões relacionadas com a má gestão dos resíduos alteram o perfil das famílias afectadas e também aumentam a vulnerabilidade das comunidades a futuras catástrofes.

1.1.3 Potenciais danos ambientais

Os danos ambientais causados pela má gestão dos resíduos incluem os causados pelo plástico descartado que obstrui algumas plantas que estão prestes a crescer, reduzindo o poder germinativo da terra, e pela queima ou disseminação de produtos mecânicos tóxicos. Os danos ambientais indirectos surgem quando as pessoas cortam árvores para fazer lenha e carvão para vender, a fim de obter dinheiro para sobreviver. Isto, por sua vez, tem um impacto negativo no ambiente. As árvores desempenham um papel importante na proteção contra a erosão e na purificação do ar. Assim, a destruição do ambiente através do abate de árvores reduzirá a purificação do ar, agravando assim as doenças pulmonares existentes atribuíveis ao fumo proveniente dos veículos e das indústrias.

2.6 Estimativa do nível de risco de catástrofe relacionado com a gestão de resíduos

Concluiu-se uma avaliação da vulnerabilidade para determinar a vulnerabilidade das comunidades em relação aos resíduos em Hlotse Urban, no distrito de Leribe. Os factores abrangem as vulnerabilidades económicas, sociais e ambientais.

2.6.1 Vulnerabilidade económica em Hlotse

A vulnerabilidade económica é descrita como estando relacionada com as perdas económicas mais elevadas que se verificam durante as catástrofes e a menor capacidade de recuperação (Anderson et al., 2011). Em Hlotse, a vulnerabilidade económica é evidente pela falta de seguros entre os agregados familiares do distrito. O seguro é uma forma de transferência de risco, de um indivíduo ou empresa para uma organização bem estabelecida. Oferece proteção contra um possível risco. A maior parte dos agregados familiares no distrito, especialmente em Hlotse Urban, não fazem seguros dos seus bens, negócios ou gado, mas alguns têm seguros de vida. Devido à falta de um rendimento regular e ao escasso conhecimento da importância de segurar propriedades, a maioria dos agregados familiares não contratou companhias de seguros para cobrir perdas económicas resultantes de má gestão de resíduos.

2.6.2 Vulnerabilidade social

A vulnerabilidade social pode ser medida através da avaliação das caraterísticas da comunidade, tais como a idade média e o género dos membros da comunidade, o seu estado de saúde, o rendimento, o tipo de habitação e o estatuto profissional, para mencionar apenas alguns. Em Hlotse, os agregados familiares são socialmente vulneráveis, especialmente porque a maioria das famílias é chefiada por mulheres, enquanto os homens estão empregados nas minas na África do Sul, desempregados ou falecidos. Além disso, nos casos em que as crianças são afectadas por diarreia, malnutrição ou outras condições de saúde, pode argumentar-se que o estado de saúde de uma comunidade determina fortemente a eficácia da sua resposta a eventos perigosos: uma pessoa doente não pode lutar para se defender.

2.6.3 Vulnerabilidade ambiental

O grau de exposição a certos elementos ambientais em Hlotse contribui para a vulnerabilidade ambiental. De acordo com Wisner (2004:56), os aspectos chave da vulnerabilidade ambiental abrangem o grau de esgotamento dos recursos naturais, o estado de degradação dos recursos e a perda de resiliência do sistema ecológico. Tendo isto em mente, a vulnerabilidade ambiental em

Hlotse é evidente na forma como as comunidades utilizam as árvores durante o inverno para aquecer as suas casas e para fazer carvão. Sem um sistema ecológico resiliente, a maioria das comunidades tem terras deterioradas, nas quais a produção de culturas é fraca.

2.7 Avaliação do risco de catástrofes e avaliação dos riscos

2.7.1 Probabilidade de impacto dos resíduos

A probabilidade de uma ocorrência pode ser definida como a estimativa da frequência com que um impacto de resíduos ocorre. Isto pode ser determinado através de uma análise dos acontecimentos históricos sobre a frequência das ocorrências, as capacidades de resposta e os esforços de prevenção dos perigos numa comunidade (Winner, 2004). Utilizaremos registos anteriores sobre a ocorrência de cada perigo de impacto. Fá-lo-emos com base no argumento de que o passado pode servir de orientação para o futuro (Millar, 2001; McDonald, 2008).

Uma vez que a má gestão dos resíduos é permanente em Leribe em geral, e em Hlotse em particular, com uma capacidade de recolha muito baixa, o impacto é grave quando as consequências atingem a comunidade, e a probabilidade de ocorrência é de 1/1, o que equivale a 99% de probabilidades de estar associada a outras doenças. Por conseguinte, a probabilidade é de 99% para cada doença, uma vez que a probabilidade não pode ser de 100% porque não vamos inquirir toda a população, mas sim uma parte da população.

2.7.2 Avaliação dos riscos

2.7.2.1 Riscos associados à má gestão dos resíduos sólidos

A maioria dos agregados familiares tem diferentes formas de gerir os seus resíduos, que incluem enterrá-los, queimá-los ou despejá-los na estrada ou na berma da mesma, expondo assim a comunidade ao risco de contrair doenças. A decomposição dos resíduos através da queima pela comunidade não é eficaz; alguns materiais são semi-queimados e deixam materiais orgânicos, enquanto outros têm um elevado teor de água e contribuem para os riscos contínuos de resíduos (Oxfam, 2008). As emissões de gases resultantes da queima de plásticos, utilizando baixas temperaturas pelos agregados familiares, apresentam riscos adicionais para o ambiente e para a saúde humana. Esta situação pode agravar-se se esta atividade for realizada perto das habitações, em consequência da falta de materiais adequados e da não remoção dos resíduos após a sua queima, uma vez que as dioxinas e os bifenilos policlorados são poluentes orgânicos resultantes da incineração de resíduos sólidos domésticos e que apresentam graves exposições para a população (Raemdonck, Koppen, Bilau & Willems, 2006). As consequências de deitar os resíduos na berma da estrada ou de os queimar são várias:

- A missão de gás através da queima de resíduos a céu aberto polui o ar, o que é perigoso para o ambiente, a saúde humana, a flora e a fauna, e inclui incómodos públicos decorrentes de maus cheiros e do aspeto estético;

- A chuva que cai sobre os resíduos depositados poluirá as reservas de água ao transformar-se em lixiviados e os resíduos serão definitivamente drenados para os canais de água, provocando bloqueios e resultando em inundações;

- O risco de infecções do trato respiratório inferior ou superior e de doenças de pele aumentará, devido à contaminação de poeiras contidas sob a forma de aerossóis em resultado da descarga não controlada de resíduos;

- Existe um risco potencial de explosão dos recipientes e vários objectos apresentam riscos, como vidro, lâminas de barbear, agulhas, latas, especialmente para crianças e pessoas que manuseiam resíduos;

- O despejo de resíduos promove vectores de transporte de doenças, fornecendo abrigo e alimento a ratos e baratas, e condições para a reprodução de moscas nos resíduos e de mosquitos nos esgotos e contentores entupidos, o que contribui para doenças como a febre tifoide e a diarreia;

- Os montes de lixo nas casas também representam um risco de incêndio.

2.7.2.2 Avaliação dos riscos para a saúde

Na década de 1970, alguns países industrializados foram os primeiros a iniciar o processo de avaliação dos riscos e os EUA efectuaram uma investigação aprofundada no país sobre a tecnologia de avaliação dos riscos (Ganoulis, 2008). A identificação da toxicidade foi a única abordagem adoptada para a avaliação dos riscos, embora este conceito não estivesse efetivamente definido, apesar de as primeiras orientações para a avaliação dos riscos de carcinogéneos terem sido emitidas pela USEPA em 1976.

As avaliações dos riscos para a saúde incluem aspectos quantitativos e qualitativos. Esta nova abordagem técnica foi introduzida há alguns anos. Compreende quatro etapas relacionadas com os princípios gerais da avaliação dos riscos, a sua metodologia e os seus procedimentos. Inclui a identificação do perigo, a dose reflectida, a avaliação da exposição e a caraterização do risco (NAS, 1983; Naveedullah, 2013). Este processo avalia o estado de saúde das pessoas que foram expostas a determinados factores de risco, a fim de estimar a probabilidade de efeitos adversos para a saúde (Mwinyihija et al., 2005; Merz, Thieken & Gocht, 2007). Oesterholt et al. avaliaram a exposição de microrganismos nos aerossóis formados durante a rega de jardins, a alta pressão de mangueiras de água, a descarga de sanitas e a secagem de roupa em máquinas de lavar (Oesterholt, Martijnse, Medema & Van der Kooij, 2007).

Tabela 2.3: Resumo das estimativas de mortalidade relacionada com a água

Fonte	Mortes por ano
Organização Mundial de Saúde 2000 2,2 milhões (apenas doenças diarreicas)	
Organização Mundial de Saúde 1999 2,3 milhões de euros	

WaterDome 2002	mais de 3 milhões
Organização Mundial de Saúde 1992	4 milhões de euros
Organização Mundial de Saúde 1996	mais de 5 milhões
Hunter et al. 2000	mais de 5 milhões
PNUD 2002	mais de 5 milhões
Cimeira de Joanesburgo 2002	mais de 5 milhões
Hinrichsen et.al, 1997	12 milhões de euros

Fonte: Gleick, 2002

A maioria das doenças transmitidas pela água tem a diarreia como sintoma, enquanto outras podem causar lesões nos órgãos, desnutrição e infecções cutâneas. A gastroenterite e a pneumonia são as duas doenças que mais matam crianças com menos de 5 anos, sendo responsáveis por 18% e 15% de todas as mortes, respetivamente, em 2008. As taxas de mortalidade mais elevadas registam-se na África Subsariana e no Sudeste Asiático (OMS, 2011).

No Lesoto em geral, e em Hlotse Urban em particular, a desnutrição, a diarreia e as infecções respiratórias (pneumonia e tuberculose) são as condições de saúde adversas mais encontradas na comunidade. A prevalência de doenças em crianças com menos de 5 anos é de 11% para a pneumonia e 9% para a diarreia (UNICEF, 2012). A desnutrição no distrito de Leribe, onde se situa Hlotse Urban, foi classificada da seguinte forma num estudo efectuado pela FAO: desnutrição com atraso de crescimento (altura por idade) 37,4%; desnutrição com perda de peso (peso por altura) 2,2%, e peso insuficiente (peso por idade) 9,9% (FAO, 2010). Um estudo efectuado pelo Banco Mundial revelou que a desnutrição por atrofiamento (altura por idade) é de 39%; a desnutrição por emaciação (peso por altura) é de 3,9% e o peso insuficiente (peso por idade) é de 13,5% (WB, 2010). As infecções respiratórias também têm uma prevalência elevada, representando 18 a 21% de todos os pacientes que consultam as unidades de cuidados de saúde primários no Lesoto (Seung et al., 2012) e a tuberculose entre os pacientes adultos tem uma prevalência de 696/100 000 (GoL, n.d.), o que representa 11%. Embora tenha sido provado que o ambiente desempenha um papel importante na contribuição para a transmissão de infecções respiratórias, a pneumonia tem uma prevalência de 10% entre as crianças que vivem em agregados familiares onde o estrume animal é utilizado para cozinhar, seguido de agregados familiares que utilizam palha ou madeira com 6,2% (GoL, 2013), e depois a tuberculose (Lienhard, 2001:290-294; DEFRA, 2004). Assim, Hlotse Urban ainda enfrenta desafios para garantir o cumprimento da sustentabilidade ambiental como um dos objectivos de desenvolvimento do milénio (ODM 7) (ONU, 2014:40-46).

A avaliação de riscos deve ser realizada tendo em conta os aspectos económicos, sociais e ambientais, analisando a vulnerabilidade das comunidades em relação à sua capacidade de lidar ou gerir os resíduos e as suas consequências. Calcularemos os dados qualitativos utilizando índices numa escala móvel para classificar as diferentes vulnerabilidades em Hlotse. Com 1 (um) como nível baixo, 5 (cinco) indicará níveis elevados de vulnerabilidade. Tendo em conta os três quadros seguintes, foi utilizada a equação que se segue para calcular o risco de acordo com a nossa inspeção e utilizando as estimativas para a classificação:

Quadro 2.4: Vulnerabilidade económica

Vulnerabilidade económica	A	B	C
Falta de terras aráveis	2	3	5
Falta de alternativas de emprego	1	2	4
Falta de activos	2	3	4
Falta de seguro	1	2	4
Falta de acesso ao crédito e aos empréstimos	1	1	4
Total	**7**	**11**	**21**
Dividido por 5	**1.4**	**2.2**	**4.2**

Tabela 2. 5: Vulnerabilidade social

Vulnerabilidade social	A	B	C
Falta de acesso à informação	1	3	4
Falta de sensibilização	1	3	3
Falta de assistência médica	1	2	4
habitação não segura	2	3	4
Falta de um bom nível de vida	2	3	4
Total	**7**	**14**	**19**
Dividido por 5	**1.4**	**2.8**	**3.8**

Tabela 2. 6: Vulnerabilidade ambiental

Vulnerabilidade ambiental	A	B	C
Poluição atmosférica	4	4	4
Impacto dos resíduos	1	3	4
Sobrepastoreio	2	3	3
Limpeza das imediações	1	2	4
Gestão de resíduos	1	2	2

Total	**9**	**14**	**17**
Dividido por 5	1,8	2.8	3.4

$$R = \left(\frac{H}{C_H}\right) x \left[\frac{\sum(V_{econ}V_{env}V_{Soc})}{\sum(C_{econ}C_{env}C_{Soc})}\right]$$

$$R_A = \left(\frac{H}{C_H}\right) x \left[\frac{\sum(V_{econ}V_{env}V_{Soc})}{\sum(C_{econ}C_{env}C_{Soc})}\right] = \frac{\sum(1.4 + 1.4 + 1.8)}{\sum(3 + 2 + 3)} = \frac{4.6}{8} = 0.575$$

$$R_B = \left(\frac{H}{C_H}\right) x \left[\frac{\sum(V_{econ}V_{env}V_{Soc})}{\sum(C_{econ}C_{env}C_{Soc})}\right] = \frac{\sum(2.2 + 2.8 + 2.8)}{\sum(2 + 2 + 2)} = \frac{7.8}{6} = 1.3$$

$$R_C = \left(\frac{H}{C_H}\right) x \left[\frac{\sum(V_{econ}V_{env}V_{Soc})}{\sum(C_{econ}C_{env}C_{Soc})}\right] = \frac{\sum(4.2 + 3.8 + 3.4)}{\sum(1 + 1 + 1)} = \frac{11.4}{3} = 3.8$$

$R_{Tot} = \sum R_A + R_B + R_C =$ *0.575 + 1.3 + 3.8 =* ***5.675 or 6***

Por conseguinte, a avaliação do risco comunitário é de **6 (seis)**.

2.8 Metodologia de avaliação e medidas de atenuação

A fim de prevenir a ocorrência de desastres e promover a resiliência em Hlotse Urban, deve ser aplicado um quadro concetual adequado para medir a vulnerabilidade desta comunidade. Para o nosso estudo, selecionámos dois quadros, os quadros dos modelos BBC e PAR.

2.8.1 BBC (Birkmann, Bogardi e Cardona).

Uma vez que as esferas económica, social e ambiental foram definidas como sendo os três principais pilares do desenvolvimento sustentável, o quadro da BBC foi identificado como sendo o único quadro que poderia abordar a vulnerabilidade nestas três esferas acima referidas, enquanto algumas abordagens apenas analisam a vulnerabilidade principalmente no que diz respeito ao grau de mortalidade experimentado (Birkmann, 2006).

O quadro da BBC tem uma vantagem sobre outros quadros, uma vez que não só avalia as esferas sociais e económicas, mas também avalia a vulnerabilidade ambiental, que é a mais difícil de avaliar. Este quadro realça a realidade de que a análise da vulnerabilidade ultrapassou a estimativa da deficiência e a avaliação do impacto das catástrofes no passado.

Sublinha a necessidade de encarar a vulnerabilidade no âmbito de um processo dinâmico que incide simultaneamente sobre o potencial de intervenção e a capacidade de cópia, a fim de reduzir a vulnerabilidade e reforçar a resiliência. Para além disso, a BBC analisa a vulnerabilidade como a falta de defesa e o grau de exposição de um elemento em risco, incluindo a capacidade de cópia. Utilizando este quadro, sublinharemos a importância de nos centrarmos simultaneamente na intervenção potencial e na capacidade de cópia, a fim de reduzir a vulnerabilidade e construir a resiliência (Birkmann, 2006; UN. 2006).

Figura 2. 5: A BBC - quadro concetual

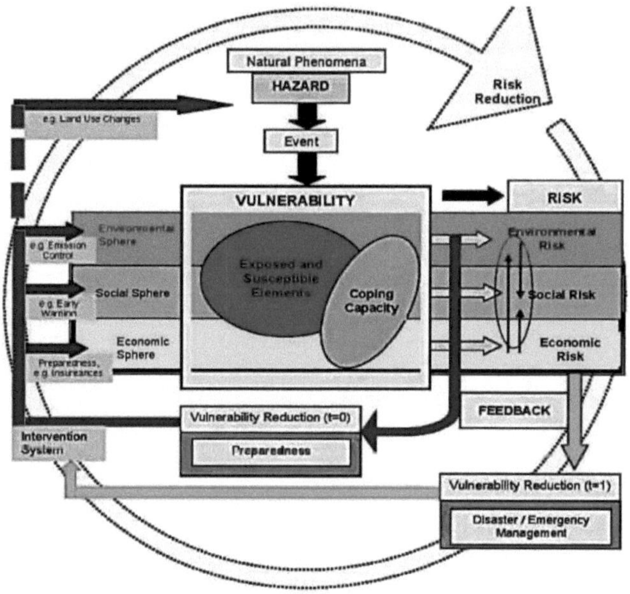

Fonte: Birkmann, J. 2006

O modelo de enquadramento da BBC demonstrou uma ligação mais estreita entre a redução da vulnerabilidade e o desenvolvimento sustentável, sublinhando a importância das considerações ambientais de que depende a vida humana. No entanto, o modelo concetual BBC mantém a perspetiva de resolução de problemas e de capacidade de cópia, incluindo as medidas potenciais de intervenção em três dimensões. Isto demonstra a vantagem de reduzir a vulnerabilidade antes da ocorrência de um evento na comunidade (social), na economia e no ambiente, com base num plano de preparação para desastres (t=0). No caso de ocorrer uma catástrofe, o modelo BBC ainda tem a capacidade de mitigar o impacto, com a redução da vulnerabilidade baseada na gestão de emergência de catástrofes (t=1) (Birkmann, 2006, UN. 2006).

2.8.2 Modelo de pressão e libertação (Modelo PAR)

O modelo de pressão e libertação (modelo PAR) analisa uma catástrofe considerando-a como a junção de duas forças, por um lado as que processam e provocam a vulnerabilidade e, por outro, o acontecimento de risco natural (Wisner et al, 2004).

Este quadro sublinha o facto de a vulnerabilidade e a ocorrência de uma potencial catástrofe serem visualizadas como um processo que envolve a oportunidade de libertar a pressão depois de esta ter sido aumentada devido a quaisquer causas profundas. As causas profundas envolvem pressões dinâmicas que podem levar a condições inseguras. As condições inseguras são formas de situação em que a vulnerabilidade humana é evidente e transmitida numa dimensão de tempo e espaço. O modelo PAR é um quadro concetual que se centra na vulnerabilidade e em todas as causas que a ela conduzem (Wisner et al, 2004; Cyr, 2005; Singh, 2014).

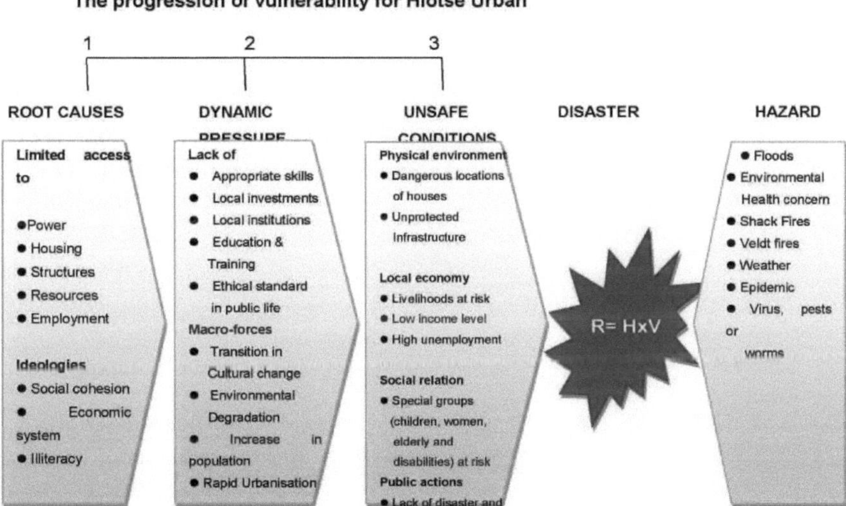

Figure 1.6: ***Progressão da vulnerabilidade em Hlotse urban, adaptado de UN-HABITAT p.13***

A rápida mudança e a interação de factores de forma complexa podem tornar os resultados imprevisíveis (Wisner et al, 2004; Cyr, 2005; Singh, 2014).

Ao compreender a vulnerabilidade em Hlotse com o modelo PAR, a catástrofe pode ser evitada através da abordagem das causas profundas, da redução da pressão dinâmica, da obtenção de condições de segurança e da redução do perigo.

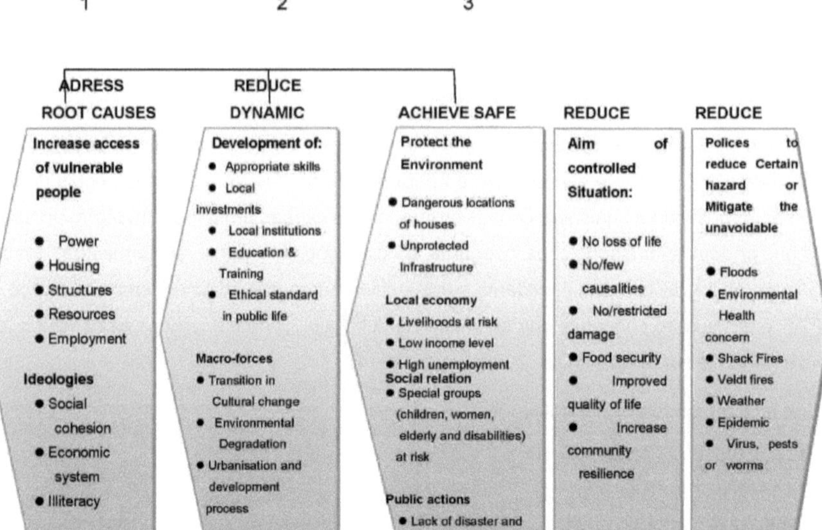

Figure 1.7: Progressão da segurança em Hlotse Urban, adaptado de UN-HABITAT p.13

CAPÍTULO 3

CONCEPÇÃO E METODOLOGIA DA INVESTIGAÇÃO

3.1 INTRODUÇÃO

Neste capítulo, descrevemos a abordagem seguida pelo processo de realização deste estudo para examinar os objectivos que foram delineados no Capítulo Um e descrevemos como se chegou às conclusões apresentadas no Capítulo Quatro. Uma conceção de estudo quantitativo utilizará várias abordagens metodológicas para atingir os objectivos que têm de ser abordados na complexidade deste estudo de caso específico.

3.2 Conceção da investigação

Um projeto de investigação é um plano ou um esboço da forma como a pessoa tenciona realizar a investigação. O foco da conceção é o resultado final, perguntando "que tipo de resultado se pretende obter" e "que tipo de estudo está a ser planeado?" (Mouton, 2001).

3.3 Conceção do estudo

A nossa investigação é um estudo transversal da área urbana de Hlotse que se centra na avaliação das práticas de manuseamento de resíduos como factores que contribuem para os riscos para a saúde. Este estudo tem como objetivo averiguar os conhecimentos, atitudes e práticas tradicionais relativamente aos resíduos domésticos na zona urbana de Hlotse.

Este estudo é realizado com metodologias de investigação primárias descritivas e inferenciais. A nossa investigação envolve diferentes elementos processuais e métodos de condução da investigação, que incluem procedimentos de recolha de dados e métodos de análise de dados. De acordo com Babbie (2004), "a estatística descritiva é um meio para descrever os dados em formas manejáveis". A investigação descritiva envolve a utilização de questionários, a recolha de dados, o teste de hipóteses, etc. Trata-se de uma conceção de investigação comummente utilizada porque tem a vantagem de verificar a validade dos dados do inquérito. Permite igualmente associar variáveis ligadas entre si em caso de relação.

Ajuda a fornecer uma descrição de uma única variável e a associação de variáveis que ligam variáveis entre si, como na investigação atual, em que foram testadas relações entre variáveis.

3.3.1 Pontos fortes do estudo

- Demora pouco tempo;
- É fácil de conduzir;
- A sua realização é muito rápida e simples e o seu custo é baixo, contribuindo para o plano estratégico de gestão e intervenção dos resíduos;
- Os resultados são facilmente resumidos.

- No que diz respeito ao objetivo do estudo, os resultados podem ser utilizados para conceber intervenções adequadas;
- A investigação gerará temas para futuras investigações.

3.3.2 Pontos fracos do estudo

Por um lado, este estudo é suscetível de alguns enviesamentos que podem afetar a validade interna dos resultados e, por outro, é difícil verificar se a falta de conhecimentos ou a iliteracia podem ser a causa da falta de um tratamento adequado dos resíduos e de práticas saudáveis relativas aos resíduos. Uma vez que não existe um instrumento para medir os conhecimentos pessoais, recorremos a opiniões auto-reportadas.

O próprio estudo transversal é uma limitação importante, uma vez que a causa e o efeito limitam a interferência entre o tratamento dos resíduos no agregado familiar e os resultados da doença. Estamos conscientes de que muitos factores podem influenciar os dados, tais como variáveis independentes como a idade, o nível de educação e o estado civil. O enviesamento é minimizado e os factores de confusão são controlados através da comparação de médias utilizando uma análise de variância, conhecida como ANOVA, e assim testar a nossa hipótese.

Uma vez que o estudo é de natureza descritiva, dado o facto de a dimensão da amostra ser relativamente pequena, as médias puderam ser comparadas utilizando a ANOVA. Também se utilizaram gráficos para desenhar e representar os dados e comparar o binário Sim/Não, dado pela presença ou ausência das informações solicitadas.

3.4 Duração do estudo

A duração total deste estudo foi de quase sete meses, tendo começado em junho de 2014 e terminado em janeiro de 2015.

3.5 Local de estudo

O nosso estudo abrangeu Hlotse Urban, que é uma cidade do distrito de Leribe. A nossa lista de aldeias foi obtida do Gabinete de Estatística, em colaboração com o gabinete do administrador do distrito. Foram encontradas oitenta e quatro (84) aldeias na zona urbana de Hlotse.

3.6 População do estudo

Esta população envolveu todos os agregados familiares da zona urbana de Hlotse; foram incluídos no estudo ambos os sexos, de qualquer idade, desde que a pessoa fosse responsável pelo agregado familiar.

3.6.1 Inclusão

Foram incluídos todos os agregados familiares na zona urbana de Hlotse, incluindo os agregados familiares realojados uma semana antes e que estavam dispostos a participar neste estudo e que estavam a produzir resíduos. Aceitámos uma semana, por considerarmos que era o período mínimo durante o qual um agregado familiar recém-localizado poderia produzir resíduos.

3.6.2 Critérios de exclusão

Foram excluídos todos os agregados familiares que não se encontravam dentro dos limites do nosso estudo.

3.7 Metodologia

Esta secção explica a forma como o estudo foi realizado e fornece pormenores sobre o modo como a investigação foi levada a cabo para atingir os objectivos da investigação e como foram identificadas as fontes de dados, a partir das quais os resultados puderam ser gerados (Kothari, 2004).

Realizámos um estudo transversal que envolveu todos os agregados familiares da zona urbana de Hlotse. Tendo em conta os enviesamentos na seleção, foi calculada uma dimensão de amostra que pudesse ser representativa, com base no número de todos os agregados familiares em Hlotse urban. Utilizámos uma fórmula para estimar uma proporção de população única para estudos transversais que foi corrigida para população finita e estratificámos a nossa amostra em diferentes aldeias.

3.7.1 Determinação da dimensão da amostra

Para determinar o número de amostras necessárias para o estudo, foi utilizada a seguinte equação:

$$n \geq \frac{Z_{\alpha}^{2} p(100-p)}{d^{2}} \quad or \quad n \geq \frac{Z_{\alpha}^{2} p(1-p)}{2a}$$

- p: prevalência de

- d: grau de liberdade, que é o erro admissível da prevalência conhecida, ou seja, d= 0,01. Idealmente, deveria ser de 0,05; mas, para fazer uma estimativa segura com um tamanho de amostra mínimo, permitimos apenas 1 % (0,01) de erro de prevalência.

- Z: o coeficiente de confiança.

Infelizmente, esta fórmula não nos pode ajudar muito, uma vez que este tipo de estudo nunca foi efectuado antes. Uma vez que não existem dados relativos a este tipo de estudo, utilizámos a tabela proposta por Krejcie e Morgan para minimizar o enviesamento e maximizar a confiança. Assim, de acordo com o número de agregados familiares em 44 aldeias na zona urbana de Hlotse - 6 766 agregados familiares (Seis mil setecentos e sessenta e seis) - o número mais elevado numa aldeia é de 1 640 agregados familiares e o número mais baixo é de 11 agregados familiares. Foram detectadas algumas irregularidades quando um círculo eleitoral atravessa dois distritos diferentes e quando um conselho comunitário atravessa dois círculos eleitorais diferentes (BOS, 2006). Com base na tabela de Krejcie e Morgan, considerámos uma amostra de 40 aldeias e calculámos o tamanho da nossa amostra em 365 agregados familiares como o número total da nossa população de estudo, de acordo com a tabela para determinar o tamanho da amostra de uma determinada população concebida por Krejcie e Morgan (1970). Considerando as variações na distribuição dos agregados familiares nas diferentes aldeias, onde algumas têm mais agregados familiares do que outras, dividimos o tamanho da amostra com base na proporção de acordo com o número total de cada aldeia. Uma vez que não existem meios agregados familiares, o número foi arredondado, obtendo-se uma amostra total de 365 agregados familiares.

Utilizámos 5% como margem de erro, com o pressuposto de uma proporção de má satisfação de 50%, a um nível de confiança de 95% (Armstrong, 2003). Durante a compilação dos dados, 5 agregados familiares não preencheram corretamente os questionários e foram rejeitados, o que reduziu a nossa amostra para 360 agregados familiares (trezentos e sessenta), mas isto não afecta a validade interna do estudo.

3.7.2 Procedimentos de recolha de dados

O nosso estudo transversal utilizou questionários para avaliar os níveis de base e a avaliação das práticas de gestão de resíduos entre os diferentes agregados familiares e descreve alguns dos factores que influenciam a falta de gestão adequada dos resíduos gerados neste grupo.

Seis pessoas foram recrutadas como assistentes de investigação e receberam formação sobre como recolher dados, o que incluiu a seleção e recolha de amostras após a revisão do questionário através de trabalho de equipa com o investigador principal. Proporcionámos um dia de formação aos assistentes de investigação, que se centrou na utilização do questionário, na forma de selecionar um agregado familiar, um após o outro, para minimizar o enviesamento, na recolha eficaz da entrevista e numa demonstração do preenchimento do questionário antes do início da recolha de dados. Foi efectuada uma avaliação dos formandos antes de serem autorizados a participar no estudo. Sesotho e inglês foram as nossas línguas de investigação.

3.7.3 Amostragem de agregados familiares específicos

Todas as aldeias de Hlotse foram selecionadas de acordo com os critérios de inclusão. As listas de todas as aldeias e o número de agregados familiares foram obtidos junto dos Serviços de Estatística, após o que foi calculada a dimensão da amostra para cada aldeia, com base na quota e na distribuição por cada aldeia. Utilizámos o pacote de software "Excel Random Sample Software version 0.0", que nos permitiu selecionar aleatoriamente as aldeias. O nome da aldeia selecionada fez parte do nosso estudo. Incluímos voluntariamente uma medida de enviesamento da seleção ao envolver Lisemeng 1 e 2, uma vez que são as duas aldeias onde se localiza quase 60% da urbanização. Estas duas aldeias foram envolvidas no estudo sem serem aleatoriamente selecionadas, embora com o receio de não poderem ser escolhidas aleatoriamente ao utilizar o software Excel Random Sample. Depois de explicar o objetivo do estudo, recebemos o consentimento do participante (responsável pelo agregado familiar) e, em seguida, procedemos a um questionário de informação auto-referida com a ajuda de assistentes formados.

Quadro 3.1: Distribuição das amostras de acordo com o número total de aldeias

Aldeia	Agregado familiar		Aldeia	Agregado familiar	
	Número	**Amostra**		**Número**	**Amostra**
Borantisi	68	4	Ha Ntsutsu	52	3
Fothane,	27	1	Ha Patlo	82	4
Ha 'Malesaoana,	313	17	Ha Phephetho	164	9
Ha Kabelo,	28	2	Ha Sekota,	38	2
Ha Kampa,	50	3	Ha Setsumi,	200	11
Ha Kheola,	43	3	Ha Tlai-Tlai	305	16
Ha Khoarai,	51	3	Ha Tsenase	101	5
Ha Lebake,	38	2	Ha Tsotelo	81	4
Ha Makhabo	13	1	Khokhotsaneng	220	12
Ha Makoko	107	6	Konkotia	42	2
Ha Maphika	81	4	Letsoapong	11	1
Ha Matata,	58	3	Lisemeng I & II	1640	89
Ha Mohale,	23	1	Mankoaneng,	809	44
Ha Mokoko,	107	6	Masaleng,	25	2
Ha Molatoli	26	1	Ntloana-Tsoana	79	4
Ha Molibeli,	213	12	Subeng	46	2
Ha Molibetsane,	15	1	Temong	60	3
Ha Moliboea	162	9	Thabana-Ea-Matsa,	150	8
Ha Monki,	116	6	Hipódromo de Tlai-Tlai	116	6
Ha Mphuthing	710	38	Tsifa-Li-Mali	281	15
Total para ambas as colunas				**6751**	**365**

3.7.4 Análise de dados

Os dados foram introduzidos e guardados num computador, depois de verificada a sua exaustividade, e posteriormente analisados no programa SPSS, versão 16.0.1 para Windows. Utilizámos a estatística descritiva para calcular e interpretar os resultados e discuti-los, com base em todas as variáveis.

Introduzimos todos os dados numa matriz pré-concebida no Microsoft Excel, versão 2007, que depois foi importada para o SPSS (Statistic Package of Social Sciences), versão 16.0, para análise. Foi utilizado para examinar as distribuições de frequência dos agregados familiares nas diferentes aldeias, os resultados das caraterísticas dos conhecimentos, atitudes e práticas, e para avaliar os resultados estatísticos das médias da amostra com o desvio padrão, uma vez que os dados eram numéricos. No terreno, os dados foram registados nos questionários e depois recolhidos no escritório após pré-codificação, categorizados de acordo com as aldeias, e os dados foram verificados através da análise de cada um dos questionários. Os desvios-padrão, as médias e os intervalos foram apresentados para as variáveis contínuas para uma descrição geral da população em estudo. As frequências e as percentagens foram calculadas por tabulação cruzada e apresentadas para as variáveis categóricas.

3.8 Validade interna e fiabilidade

Para verificar a fiabilidade do nosso método de investigação, foi utilizado um método de teste para verificar a sua funcionalidade e fiabilidade. Utilizando a ANOVA, o investigador pôde analisar os dados recolhidos e comparou as médias a fim de testar a hipótese formulada com um valor de p de 0,005 (Sellke, Bayarri & Berger, 2001).

Avaliámos as práticas de manuseamento de resíduos através de: conhecimentos, atitudes e práticas em termos de manuseamento e higiene das mãos.

3.9 Considerações éticas

O protocolo do estudo foi aprovado pelo Comité de Ética da Universidade de Free State como Avaliação da prática de manuseamento de resíduos como fator de risco para a saúde no caso do município de Linare, mas o nome "município de Linare" não aparece administrativamente, pelo que se chama conselho urbano de Hlotse. Como os agregados familiares estavam envolvidos neste estudo, foi obtido o consentimento das pessoas. Toda a informação pessoal foi mantida confidencialmente. Os agregados familiares não foram privados de qualquer tratamento ou instalações inesperados, nem foram envolvidos na recolha de quaisquer espécimes biológicos.

Assim que a recolha de dados estava prestes a começar, foram dadas informações pormenorizadas, explicando suficientemente o objetivo do estudo e o direito dos entrevistados de participarem ou de se retirarem do estudo. O consentimento foi obtido verbalmente.

A confidencialidade dos dados foi assegurada aos participantes (HPCSA, 2008; OMS, 2007). Embora o projeto de estudo não tenha fornecido diretamente qualquer medicação ou intervenção médica, podemos esperar que a população-alvo e os indivíduos estejam conscientes da sua saúde no futuro. Desta forma, beneficiaram ligeiramente com a investigação.

CAPÍTULO 4

RESULTADOS

A apresentação e a análise dos dados foram efectuadas através de um conjunto de técnicas narrativas e interpretativas. Todas as perguntas respondidas foram codificadas. Os dados foram sintetizados e divididos em unidades manejáveis, e foram identificados padrões ou temas para possibilitar uma análise significativa (Leedy & Omrod, 2001). Foram realizados com sucesso catorze dias de recolha de dados em diferentes concelhos (aldeias) na zona urbana de Hlotse e os pormenores são apresentados neste capítulo.

4.1 Caraterísticas sócio-demográficas do inquérito em Hlotse urbano

Quadro 4. 1: Caraterísticas sócio-demográficas dos inquiridos em Hlotse Urban

Variável		Frequência	Percentagem
Idade	15-18	72	20.0
	19-40	143	39.7
	41-60	95	26.4
	Acima de 60	50	13.9
	Total	360	100.0
Género	Masculino	184	51.1
	Feminino	176	48.9
	Total	360	100.0
Estado civil	Casado	155	43.1
	Divorciado	11	3.1
	Individual	99	27.5
	Viúva(o)	69	19.2
	Separados	12	3.3
	Coabitação	14	3.9
	Total	360	100.0
Crença religiosa	cristão	351	97.5
	Muçulmano	7	1.9
	Outros	2	.6
	Total	360	100.0
Nível de literacia	Não se esqueça escrita	32	8.9
	Ler e escrever	98	27.2
	Primário	61	16.9
	Secundário	110	30.6
	Terciário	59	16.4

	Total	360	100.0
Profissão ou trabalho	Funcionário público	27	7.5
	Trabalhador diário	32	8.9
	Agricultor	85	23.6
	Comerciante	29	8.1
	Mulher doméstica	72	20.0
	Desempregado	98	27.2
	Outros	17	4.7
	Total	360	100.0

Fonte: Resultado do inquérito

Recebemos respostas em categorias que representam a idade, o género, a crença religiosa, o estado civil, o nível de alfabetização ou educação e a profissão ou trabalho, em diferentes proporções:

Os homens constituíam 51,1% e as mulheres 48,9%. Cerca de 43,1 % dos inquiridos declararam a sua situação como casados, 27,5 % como solteiros, 19,2 % como viúvos, 3,9 % vivem em coabitação, 3,3 % como separados e 3,1 % como divorciados. As pessoas com idades compreendidas entre os 15 e os 18 anos representavam 20 %, as pessoas com idades compreendidas entre os 19 e os 40 anos representavam 39,7 %, representando a percentagem mais elevada de todos os grupos etários, as pessoas com idades compreendidas entre os 41 e os 60 anos representavam 26,4 % e as pessoas com mais de 60 anos representavam 13,9 %. Mais de 97,5 % dos inquiridos são cristãos, representando a maioria dos inquiridos, enquanto 1,9 % são muçulmanos e 0,6 % seguem outras religiões (budismo, hinduísmo, etc.).

Mais de 30% dos inquiridos declararam ter o ensino secundário, 27,2% apenas sabem ler e escrever, apesar de não terem frequentado a escola, 16,9% pararam na escola primária, 16,4% têm um nível de ensino superior e 8,9% dos inquiridos são analfabetos e não sabem ler nem escrever. Enquanto 27,2% da população declarou estar desempregada, 23,6% dos inquiridos declararam ser agricultores, 20% dos inquiridos são donas de casa, 8,9% são trabalhadores diários, 8,1% são comerciantes e apenas 7,5% dos inquiridos declararam estar empregados pelo governo, enquanto 4,7% realizam outros trabalhos, como semear e reparar sapatos.

4.2 Avaliação dos conhecimentos em matéria de gestão de resíduos

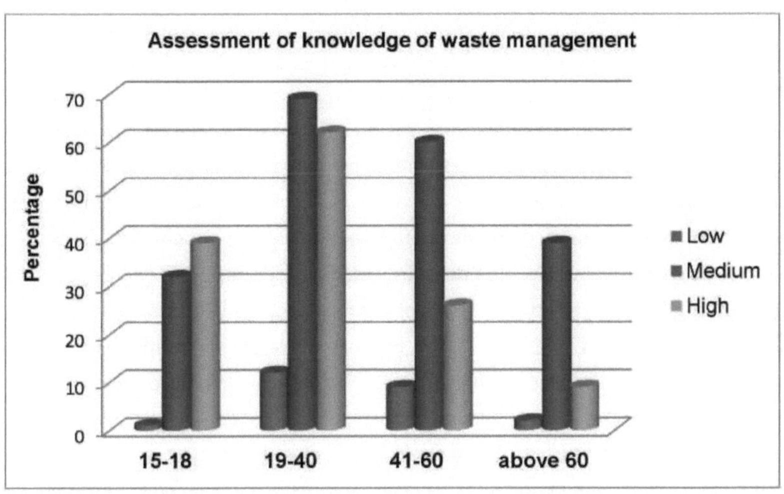

Figura 4.1: Avaliação dos conhecimentos dos inquiridos sobre gestão de resíduos

Os conhecimentos dos inquiridos em matéria de gestão de resíduos revelaram uma secção transversal de conhecimentos amadurecidos, com 55,6% dos inquiridos com conhecimentos médios e 37,8% com conhecimentos elevados em matéria de gestão de resíduos, e apenas 6,7% com conhecimentos baixos em matéria de gestão de resíduos.

4.2.1 Informação sobre os conhecimentos em matéria de gestão de resíduos

Tabela 4. 2: Informações sobre o conhecimento da gestão de resíduos

Variável	Frequência		Percentagem (%)	
	Verdadeiro	Falso	Verdadeiro	Falso
O ambiente sujo gera moscas que precipitam a ocorrência de disenteria e diarreia	343	17	95.3	4.7
As lombrigas intestinais são causadas por moscas	307	53	85.3	14.7
A cólera, a disenteria e a febre tifoide são causadas por fontes de água poluídas e mal geridas a partir de resíduos	355	5	98.6	1.4
	357	3	99.2	0.8
A gestão inadequada dos resíduos precipita a ocorrência de poluição atmosférica, provocando assim doenças respiratórias				
A gestão incorrecta dos resíduos atrai ratos e ácaros, que transmitem doenças como a peste e a febre de Lassa	357	3	99.2	0.8
A multiplicação de microrganismos, fungos, bactérias e vírus que afectam a saúde humana é atraída por uma gestão inadequada dos resíduos				

A hepatite é causada por resíduos geridos de forma incorrecta quando são arrastados para fontes de água	327	33	90.8	9.2

***Fonte:* Resultado do inquérito**

O conhecimento dos inquiridos sobre a gestão dos resíduos domésticos indicou que 99,2% dos inquiridos sabem que a gestão inadequada dos resíduos precipita a ocorrência de poluição do ar, causando assim doenças respiratórias, atrai ratos e ácaros, que transmitem doenças como a peste, enquanto apenas 0,8% não o sabiam. Mais de 98,6 % dos inquiridos sabem que a cólera, a disenteria e a febre tifoide resultam de fontes de água poluídas e de resíduos geridos de forma inadequada, sendo que 1,4 % dos indivíduos não sabem da incidência da cólera, da disenteria e da febre tifoide. Cerca de 95,3 % dos inquiridos sabem que um ambiente sujo gera moscas, o que precipita a ocorrência de disenteria e diarreia, enquanto 4,7 % dos inquiridos não estão conscientes do papel das moscas na ocorrência de algumas doenças. Cerca de 94,4% sabem que a multiplicação de microrganismos, fungos, bactérias e vírus, que afectam a saúde humana, é acelerada por uma gestão inadequada dos resíduos, enquanto 5,6% dos inquiridos desconhecem este facto.

Aproximadamente 90,8 % dos inquiridos acreditam que a hepatite é causada por resíduos geridos de forma incorrecta quando estes são lavados para as fontes de água, enquanto 9,2 % têm outra opinião sobre a hepatite resultante de resíduos geridos de forma incorrecta quando lavados para as fontes de água. Mais de 85,3% dos inquiridos estão convencidos de que os vermes intestinais são causados por moscas, enquanto 14,7% não partilham a mesma opinião sobre as moscas serem responsáveis pelos vermes.

4.2.2 Número de pessoas num agregado familiar

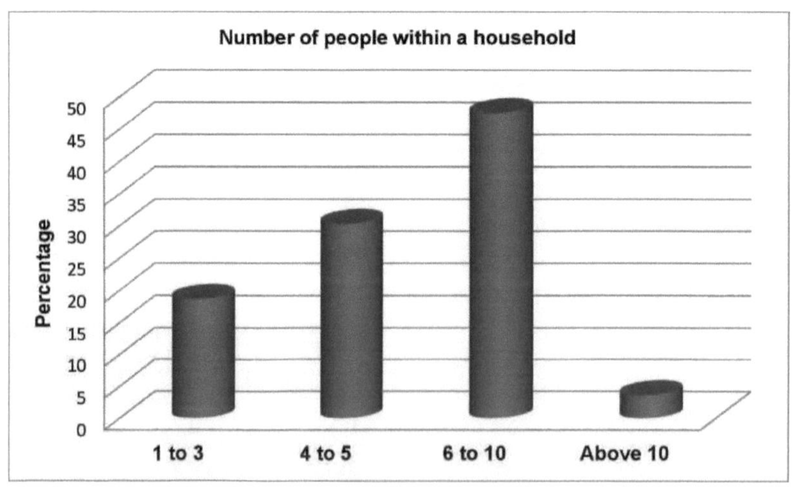

Figura 4.2: Número de pessoas inquiridas num agregado familiar

Mais de 47,5%, representando a maioria dos inquiridos, declararam viver em agregados familiares de 6 a 10 pessoas, enquanto 30,3% vivem em agregados familiares de 4 a 5 pessoas e 18,6% em agregados familiares de 1 a 3 pessoas. Apenas 3,6% vivem com mais de 10 pessoas num agregado familiar.

4.3 Atitude em relação à gestão de resíduos no agregado familiar

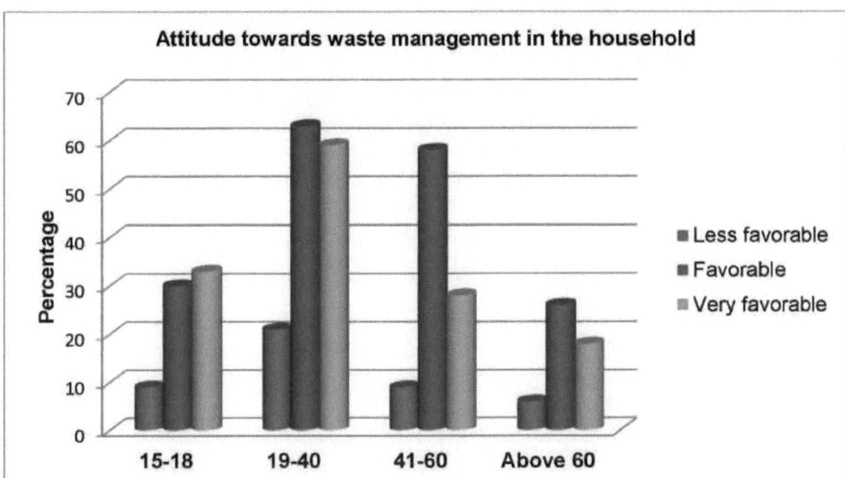

Figura 4.3: Atitude em relação à gestão de resíduos no agregado familiar

Mais de 49,2% dos inquiridos avaliaram as suas atitudes em relação à gestão de resíduos como favoráveis, enquanto 38,3% se mostraram algo muito favoráveis e 12,5% indicaram ser menos favoráveis em relação à gestão dos resíduos gerados por eles próprios.

1.1.1 O que é feito com os resíduos depositados?

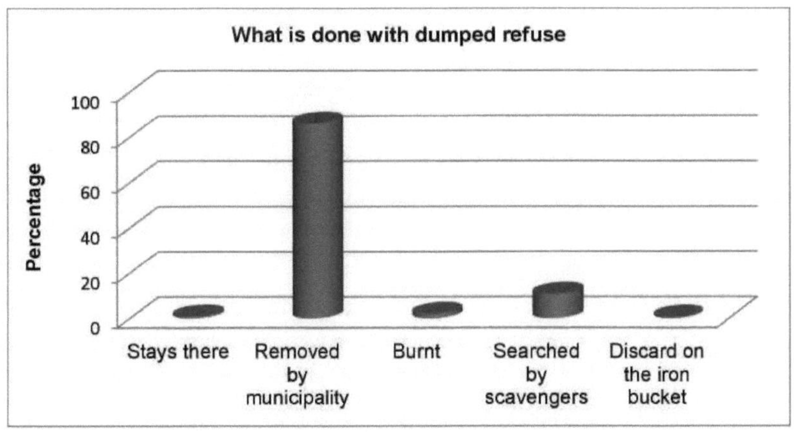

Figura 4.4: O que é feito com os resíduos depositados

Como mostra o diagrama acima, quando questionados sobre o que acontece com o despejo de lixo, quase 82,2 % dos inquiridos dizem que é removido pelo município, 10,6 % dos inquiridos dizem que são revistados pelos catadores, quase 1,9 % dos inquiridos referiram que o queimam e apenas 0,8 % responderam que o deixam lá.

4.3.1 Diferentes formas de deposição de resíduos pelos agregados familiares

Tabela 4.3: Diferentes formas de deposição de resíduos pelos agregados familiares

Variável	Frequência		Percentagem	
	Sim	Não	Sim	Não
Deitar lixo numa parcela aberta específica	72	288	20.0%	80.0%
Deitar lixo nos montes de compostagem	318	41	88.6 %	11.4 %
Deitar lixo na berma da estrada	33	327	9.20 %	90.8%
Deitar lixo no quintal ou na casa da frente	9	351	2.50%	97.5%
Despejo de resíduos nos depósitos	18	342	5.00%	95.0%
Deitar o meu lixo doméstico em caixas de cartão	208	152	57.8%	42.2 %
Deitar lixo em lixeiras a céu aberto	226	133	63.0%	37.0%
Deitar o lixo doméstico em contentores metálicos	203	157	56.4 %	43.6 %
Enterrar o lixo doméstico no solo	103	257	28.6 %	71.4 %
Queima de resíduos domésticos com fogo	322	85.4	89.4 %	10.6%
Despejar os resíduos domésticos nos rios próximos	24	336	6.7 %	93.3%

***Fonte:* Resultado do inquérito**

Como mostra a Tabela 9, os inquiridos foram questionados sobre as suas práticas relativamente à eliminação de resíduos e 89,4% dos inquiridos disseram que queimam os resíduos com fogo, enquanto 10,6% indicaram que não usam fogo. Quando questionados sobre a deposição de resíduos em pilhas de compostagem, 88,6% dos inquiridos concordaram, enquanto 11,4% não concordaram.

Cerca de 63% dos inquiridos reconheceram depositar os resíduos em lixeiras a céu aberto, embora 37% não o façam. Aproximadamente 57,8% dos inquiridos depositam o lixo doméstico em caixas de cartão, enquanto 42,2% não o fazem. Mais de 56,4 % dos agregados familiares declararam depositar os resíduos domésticos em contentores metálicos, contra 43,6 % que não o fazem. Mais de 20% dos inquiridos reconheceram depositar os resíduos num terreno aberto específico, contra 80% que discordaram desta atitude. Mais de 28,6% dos inquiridos enterram os resíduos domésticos no solo, enquanto 71,4% não o fazem. Cerca de 9,2% dos inquiridos depositam o lixo na berma da estrada, contra 90,8% que não o fazem. Quando foi feita a pergunta sobre o despejo de resíduos domésticos em rios próximos, 6,7% dos inquiridos reconheceram fazê-lo, enquanto 93,3% dos inquiridos não o fazem. Cerca de 5 % dos agregados familiares depositam os resíduos nos depósitos, enquanto 95 % não o fazem.

Quase 2,5% dos inquiridos depositam os resíduos no quintal ou na frente da casa, enquanto 97,5% não depositam os resíduos nem na frente nem no quintal da casa.

4.3.3 Diferentes locais onde os agregados familiares armazenam o lixo

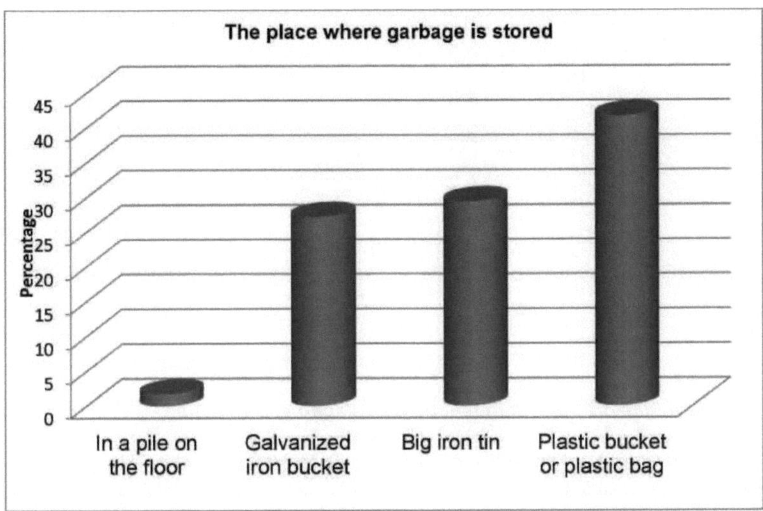

Figura 4.5: O local onde o lixo é armazenado

No que diz respeito à questão do armazenamento do lixo como procedimento de gestão de resíduos, a maioria dos inquiridos (41,7%) referiu que armazena o seu lixo em baldes de plástico ou sacos de plástico, enquanto 29,4% dos inquiridos o armazenam numa lata de ferro grande, 27,2% o armazenam num balde de ferro galvanizado e alguns, cerca de 1,7%, o empilham no chão.

4.4 Avaliação das práticas domésticas em matéria de resíduos

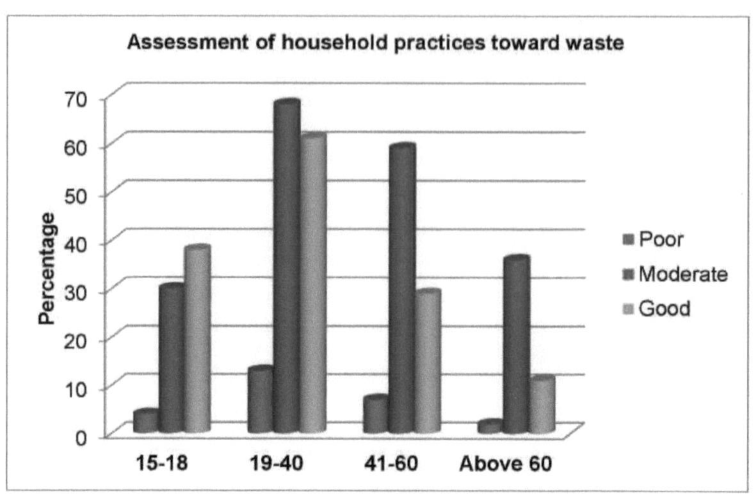

Figura 4.6: ***Avaliação das práticas domésticas em relação aos resíduos***

Quando os inquiridos foram questionados sobre a sua avaliação relativamente à gestão de resíduos, 53,8 % de todos os inquiridos indicaram que têm uma prática moderada, enquanto 38,7 % disseram que têm uma boa prática e 7,2 % disseram que têm uma má prática na gestão dos seus resíduos.

4.4.1 Possibilidade de pagamento pela recolha de resíduos

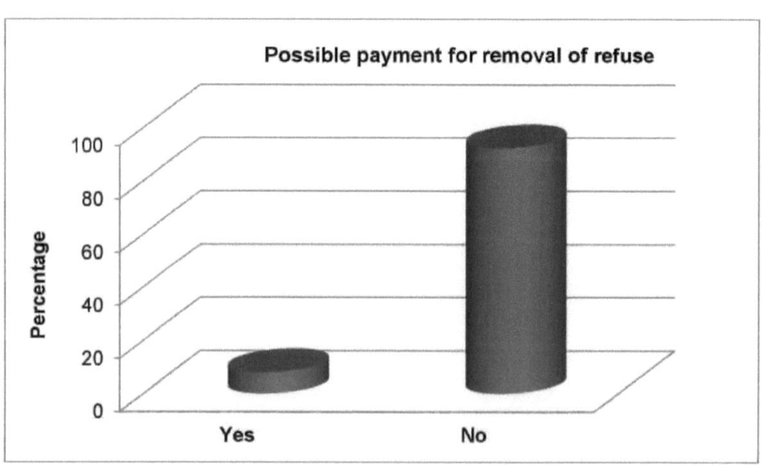

Figura 4.7: ***Possibilidade de pagamento pela recolha de resíduos***

Quando questionados sobre se pagam pela remoção do lixo doméstico, apenas 7,8% dos inquiridos afirmaram que pagam, mas 92,2% disseram que não pagam nada pela remoção dos resíduos.

4.4.2 Diferentes práticas de gestão dos resíduos domésticos

Tabela 4.4: Diferentes práticas de gestão dos resíduos domésticos

Variáveis	Frequência		Percentagem		Std.
	Sim	Não	Sim	Não	Desvio
Despejar lixo num esgoto a céu aberto.	314	46	87.2	12.8	0.346
Deitar o lixo doméstico num monte de lixo na rua.	3	357	0.8	99.2	0.091
Deitar o lixo doméstico nos mercados	4	356	1.1	98.9	0.105
Despejar o lixo doméstico nos montes de lixo nas vias elevadas	14	346	3.9	96.1	0.194
Defecar na rua	6	354	1.7	98.3	0.128
Defecar em local aberto (sistema de criação em liberdade)	36	324	10.0	90.0	0.3
Deitar excrementos de bebés nas ruas	13	347	3.6	96.4	0.187
Despejar resíduos nos rios	18	342	5	95	0.218
Deitar excrementos de animais num monte de lixo	51	309	14.2	85.8	0.349
Despejar fezes de animais em explorações agrícolas a céu aberto para servirem de estrume	334	26	88.6	6.9	0.337
Despejo de resíduos agrícolas nas explorações	77	283	21.4	78.6	0.411

Fonte: dados da nossa investigação

Como mostra a Tabela 10, quando os inquiridos foram questionados sobre os diferentes locais para despejar o lixo doméstico, mais de 87,2% reconheceram despejar o lixo em esgotos abertos, enquanto apenas 0,8% dos inquiridos despejam o lixo doméstico em montes de lixo na rua. Mais de 88,6% dos inquiridos declararam deitar fezes de animais em quintas abertas para servirem de estrume. Cerca de 21,3 % dos inquiridos despejam resíduos agrícolas nas explorações agrícolas. Cerca de 14,2 % dos inquiridos despejam excrementos de animais em montes de lixo. Mais de 10% dos inquiridos declararam defecar em locais abertos (sistema de criação ao ar livre). Apenas 5% dos inquiridos despejam resíduos nos rios e 3,9% despejam resíduos domésticos nos montes de lixo nas estradas.

4.4.1 Possíveis problemas encontrados no serviço de gestão de resíduos sólidos

Tabela 4.5: Possíveis problemas encontrados no serviço de gestão de resíduos sólidos

Variáveis		Muito grave	Sério	Não grave	é Não é um Problema
Cobertura inadequada dos	Frequência	242	88	24	6
(algumas pessoas não são	Percentagem	67.2 %	24.4 %	6.7%	1.7%
Falta de qualidade do serviço (não	Frequência	231	104	18	6
suficiente, derrame, etc.)	Percentagem	64.3%	29%	5%	1.7%
Falta de autoridade para efetuar	Frequência	210	95	40	15

e decisão administrativa	Percentagem	58.3%	26.4 %	11.1 %	4.2 %
Falta de recursos financeiros	Frequência	231	85	16	28
	Percentagem	64.2 %	23.6 %	4.4 %	7.8 %
Falta de pessoal formado	Frequência	217	102	27	14
	Percentagem	60.3%	28.3 %	7.5%	3.9 %
Falta de veículos	Frequência	223	107	21	9
	Percentagem	61.9%	29.7 %	5.8%	2.5 %
Falta de serviço de gestão de	Frequência	216	94	36	14
	Percentagem	60%	26.1 %	10%	3.9 %
Falta de legislação	Frequência	227	99	36	14
	Percentagem	63.1 %	27.5 %	4.7%	4.7 %
Falta de medidas de execução e	Frequência	193	116	43	8
capacidade	Percentagem	53.6 %	32.2 %	11.9%	2.2 %
Falta de planeamento (curto, médio e	Frequência	185	101	33	41
e plano a longo prazo)	Percentagem	51.4 %	28.1 %	9.2 %	11.4 %
Proliferação descontrolada de	Frequência	195	93	34	38
acampamentos de ocupantes	Percentagem	54.2 %	25.8 %	9.4 %	10.6%
Dificuldade em localizar e adquirir um	Frequência	266	66	17	11
local	Percentagem	73.9%	18.3%	4.7%	3.1 %
Dificuldade em obter material de	Frequência	250	90	14	6
	Percentagem	69.4 %	25%	3.9%	1.7%
Fraca cooperação do Governo	Frequência	270	63	19	8
agências	Percentagem	75 %	17.5%	5.3%	2.2 %
Fraca cooperação pública	Frequência	263	65	24	8
	Percentagem	73.1 %	18.1 %	6.7%	1.9%

Fonte: dados da nossa investigação

Conforme ilustrado na Tabela 11, existem vários problemas encontrados ao lidar com a gestão de resíduos domésticos. Quando se pediu aos membros da comunidade que classificassem em termos de muito grave, grave, pouco grave e não é um problema, mais de 67,2% dos inquiridos referiram uma cobertura de serviços inadequada muito grave, enquanto 24,4% referiram ser grave, quase 6,7% consideraram o problema pouco grave e apenas 1,7% não o consideraram um problema.

Mais de 64,3%, ou seja, a maioria dos inquiridos, consideraram a falta de qualidade do serviço muito grave (o serviço não é suficientemente frequente) e cerca de 29% consideraram o problema grave. Quase 5 % consideram-no grave e apenas 1,7 % dos inquiridos não o consideram um problema.

Quando questionados sobre a gravidade do problema relativo à autoridade, 58,3% dos participantes referiram uma falta de autoridade muito grave na tomada de decisões financeiras e administrativas, enquanto 26,4% consideraram o problema grave e 11,1% afirmaram que o problema não é grave.

Apenas 4,2% consideraram que não se trata de um problema.

Cerca de 64,2% dos inquiridos referiram que a falta de recursos financeiros é um problema muito grave na gestão de resíduos no conselho urbano de Hlotse, 23,6% dos inquiridos descreveram-no como um problema grave, enquanto 4,4% dos inquiridos afirmaram que não é um problema grave e 7,8% dos indivíduos não o consideram um problema.

Mais de 60,3 % dos inquiridos referiram uma falta muito grave de pessoal com formação para lidar adequadamente com a gestão de resíduos, 28,3 % afirmaram que se trata de um problema grave, 7,5 % afirmaram que não é grave e 3,9 % não consideram que seja um problema.

A falta de veículos foi referida por 61,9% dos inquiridos como sendo um problema muito grave, enquanto 29,7% o consideraram grave, mas 5,8% o consideraram não grave e 2,5% não o consideraram um problema. Cerca de 60% dos inquiridos consideraram a falta de serviços de gestão de resíduos muito grave e 26,1% consideraram o problema grave, enquanto 10% não o consideraram grave e 3,9% não o consideraram um problema.

Aproximadamente 63,1 % dos inquiridos consideram que a falta de legislação relativa à gestão de resíduos é um problema muito grave, enquanto 27,5 % consideram que é um problema grave, 4,7 % consideram que não é grave e 4,7 % dos inquiridos não consideram que seja um problema.

Quando questionados sobre a falta de medidas de execução e de capacidade para lidar com a gestão de resíduos, 53,6% dos inquiridos referiram que se tratava de um problema muito grave no conselho urbano de Hlotse, enquanto 32,2% consideraram que era um problema grave. Quase 11,9% consideraram-no pouco grave e 2,2% não o consideraram problemático.

Mais de 51,4% dos inquiridos referiram uma falta de planeamento muito grave (planeamento a curto, médio e longo prazo) no serviço de gestão de resíduos, e 28,1% afirmaram que a falta de planeamento é grave, enquanto 9,2% não a consideraram grave e 11,4% referiram que não era um problema.

Cerca de 54,2% dos inquiridos consideraram muito grave a proliferação descontrolada de aglomerados populacionais, 25,8% consideraram-na grave e 9,4% consideraram-na pouco grave, com 3,1% a considerarem que não constitui um problema em matéria de gestão de resíduos. Quando questionados sobre o aterro sanitário, 73,9% dos inquiridos referiram que a dificuldade de localização e acesso ao aterro sanitário é muito grave e 18,3% dos inquiridos consideraram-na grave, enquanto 4,7% dos inquiridos não a consideraram grave e 3,1% não a consideraram um problema.

A dificuldade em obter material de cobertura para os resíduos foi considerada muito grave por 69,4 % dos inquiridos, 25 % consideraram-na grave, 3,9 % não a consideraram grave e 1,7 % dos inquiridos afirmaram que não constituía um problema.

Setenta e cinco por cento (75 %) dos inquiridos afirmam que existe uma situação muito grave de fraca cooperação entre o governo e as agências, enquanto 17,5 % dos inquiridos a consideram grave. Apenas 5,3 % dos inquiridos afirmam que a situação não é grave e quase 2,2 % não a consideram um problema. Mais de 73,1 % dos inquiridos consideram muito grave a falta de cooperação pública, enquanto 18,1 % a consideram um problema grave, 6,7 % a consideram pouco grave e 1,9 % não a consideram um problema.

4.5 Higiene das mãos

4.5.1 Frequência da lavagem das mãos por dia

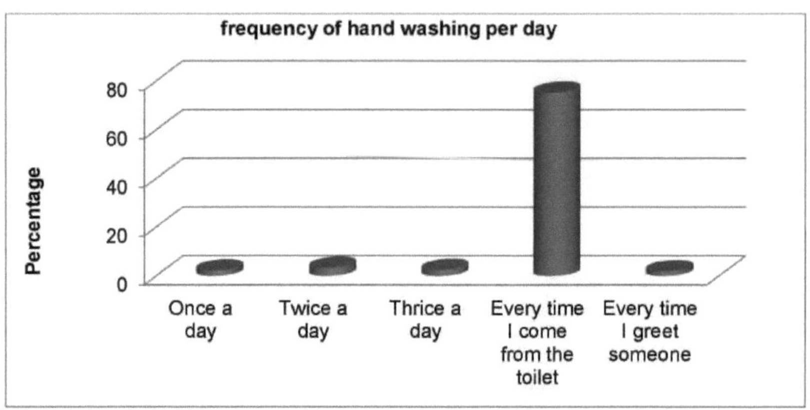

Figura 4.8: frequência de lavagem das mãos por dia

Quando os inquiridos são questionados sobre os seus hábitos em relação à lavagem das mãos, 75,3% dos inquiridos referem lavar as mãos sempre que vêm da casa de banho, cerca de 14,7% referem não lavar as mãos durante o dia, 3,3% referem lavar as mãos duas vezes por dia, mais de 2,5% referem lavar as mãos três vezes por dia, quase 2,2% dos inquiridos referem lavar as mãos uma vez por dia e apenas 1,9% dos inquiridos referem lavar as mãos sempre que cumprimentam alguém.

4.5.2 A duração da lavagem das mãos

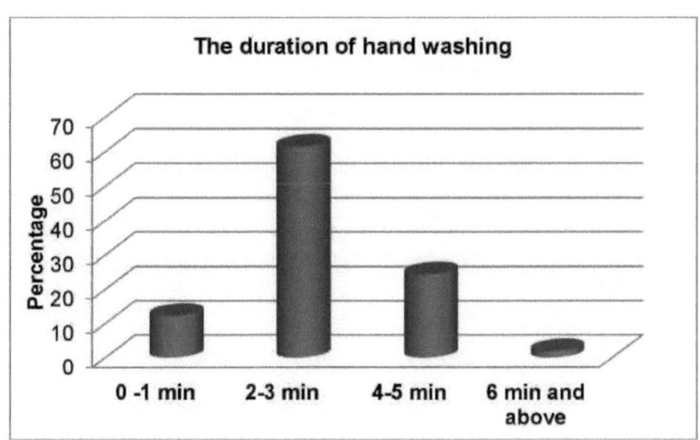

Figura 4.9: Duração da lavagem das mãos

Quando questionados sobre a duração da lavagem das mãos, a maioria dos inquiridos (61,4%) referiu passar 2 a 3 minutos, enquanto 24,4% referiram passar 4 a 5 minutos, cerca de 12,2% dos inquiridos referiram passar quase 1 minuto e apenas 1,9% disseram que demoram 6 minutos ou mais a lavar as mãos.

4.5.3 A forma como os inquiridos lavam as mãos

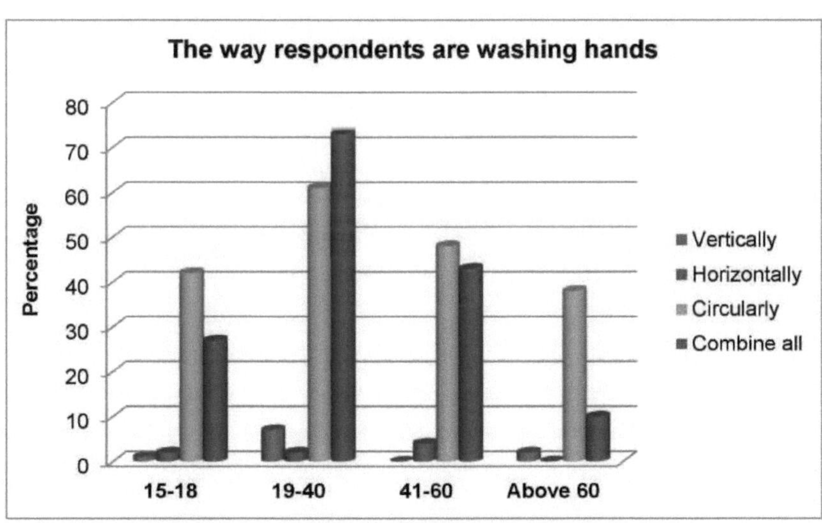

Figura 4. 10: A forma como os inquiridos lavam as mãos

O gráfico acima mostra as formas como os inquiridos lavam as mãos. Cerca de 52,5% dos inquiridos referiram lavar as mãos de forma circular, enquanto mais de 42,5% combinam a sua forma de lavar as mãos misturando a lavagem horizontal, vertical e circular. Quase 2,8% dos inquiridos lavam as mãos apenas verticalmente e 2,2% dos inquiridos lavam as mãos horizontalmente.

4.5.4 Diferentes opiniões sobre a lavagem das mãos

Tabela 4.6: Diferentes opiniões sobre a lavagem das mãos

Variáveis		concordar		s	Discordo totalmente
Por vezes, deixo de fazer a higiene das mãos simplesmente porque me esqueço dela	Frequência	40	144	134	42
	Percentagem	11.1 %	40%	37.2 %	11.2 %
Estou confiante na minha capacidade de efetuar a higiene das mãos	Frequência	261	90	5	4
	Percentagem	72.5%	25%	1.4%	1.1 %
Se eu fizer a higiene das mãos, fico com as mãos doridas	Frequência	5	19	92	244
	Percentagem	1.4%	5.3 %	25.6 %	67.8%
Tenho conhecimentos suficientes sobre a higiene das mãos	Frequência	191	133	10	26
	Percentagem	53.1 %	36.9 %	2.8 %	7.2 %
A higiene das mãos é um hábito para mim	Frequência	132	200	15	13
	Percentagem	36.7%	55.6 %	4.2 %	3.6 %
Incentivei os outros a lavarem as mãos	Frequência	50	163	103	44
	Percentagem	13.9%	45.3 %	28.6 %	12.2%
A falta de higiene pode levar a doenças	Frequência	303	45	2	9
	Percentagem	84.4 %	12.5%	0.6 %	2.5 %

Fonte: **Resultado do inquérito**

Como mostra o Quadro 12, a lavagem das mãos continua a ser um problema para as pessoas que vivem na zona urbana de Hlotse. Cerca de 11,1 % dos inquiridos concordam fortemente que, por vezes, não lavam as mãos, simplesmente por esquecimento, enquanto 40 % também concordam com o esquecimento; 37,2 % discordam e 11,2 % discordam fortemente do esquecimento. Quando questionados sobre a sua capacidade de efetuar a higiene das mãos, 72,5% dos inquiridos concordaram fortemente e 25% concordaram com essa capacidade, enquanto 1,4% discordaram e 1,1% discordaram fortemente dessa capacidade.

Mais de 67,8% dos inquiridos discordaram fortemente de que a higiene das mãos lhes provoca feridas e 25,6% discordaram de que a higiene das mãos provoca feridas. Apenas 5,3% dos inquiridos concordaram que a higiene das mãos provoca feridas e 1,4% concordaram fortemente com essa afirmação. Cerca de 53,1% dos inquiridos concordaram fortemente que possuem conhecimentos suficientes sobre a higiene das mãos e 36,9% concordaram com essa afirmação, enquanto 2,8% dos indivíduos discordaram e 7,2% discordaram fortemente da posse desses conhecimentos.

Aproximadamente 55,6 % dos inquiridos concordaram e declararam ter o hábito de higienizar as mãos, enquanto 36,7 % concordaram fortemente com esse hábito. Mas quase 4,2% discordaram do hábito de higiene das mãos e 3,6% discordaram fortemente. Quando questionados sobre como incentivar os outros a lavarem as mãos, 13,9% concordaram fortemente em fazê-lo e 45,3% concordaram em incentivar as pessoas. Quase 28,6% discordaram e 12,2% discordaram fortemente.

Mais de 84,4% dos inquiridos concordaram fortemente que a falta de higiene pode levar a doenças, enquanto 12,5% concordaram com esta afirmação. Apenas 0,6% discordaram e 2,5% discordaram fortemente desta afirmação.

CAPÍTULO 5

ANÁLISE DOS DADOS, DISCUSSÃO, RECOMENDAÇÕES E CONCLUSÃO

5.1 Análise dos dados

A nossa hipótese de investigação indica que os conhecimentos, as atitudes e as práticas dos residentes urbanos de Hlotse relativamente aos resíduos desempenham um papel significativo na previsão da taxa de utilização da gestão de resíduos entre os agregados familiares. A análise significa que existe uma relação e que, estatisticamente, esses factores desempenham um papel importante na gestão dos resíduos no centro de recolha (que é o município) e podem ser utilizados como tal, uma vez que a hipótese é aceite.

Tabela 5.1: A educação como influência no conhecimento, na prática e na atitude em relação aos resíduos

			N	Mean	Std. Deviation	Std. Error	95 % Confidence Interval for Mean		Between-Component Variance
							Lower Bound	Upper Bound	
Knowledge	Don't read neither writing		32	1.78	.608	.108	1.56	2.00	
	Read and write		98	2.11	.474	.048	2.02	2.21	
	Primary		61	2.30	.587	.075	2.14	2.45	
	Secondary		110	2.52	.537	.051	2.42	2.62	
	Tertiary		59	2.56	.565	.074	2.41	2.71	
	Total		360	2.31	.590	.031	2.25	2.37	
	Model	Fixed Effects			.541	.029	2.26	2.37	
		Random Effects				.132	1.94	2.68	.072
Attitude	Don't read neither writing		32	1.81	.738	.130	1.55	2.08	
	Read and write		98	2.06	.623	.063	1.94	2.19	
	Primary		61	2.41	.616	.079	2.25	2.57	
	Secondary		110	2.33	.622	.059	2.21	2.44	
	Tertiary		59	2.54	.625	.081	2.38	2.71	
	Total		360	2.26	.665	.035	2.19	2.33	
	Model	Fixed Effects			.633	.033	2.19	2.32	
		Random Effects				.118	1.93	2.58	.055
Practice	Don't read neither writing		31	2.03	.605	.109	1.81	2.25	
	Read and write		98	2.09	.499	.050	1.99	2.19	

Primary		61	2.41	.588	.075	2.26	2.56		
Secondary		110	2.43	.627	.060	2.31	2.55		
Tertiary		59	2.56	.595	.077	2.40	2.71		
Total		360	2.32	.608	.032	2.26	2.38		
Model	Fixed Effects				.581	.031	2.26	2.38	
	Random Effects					.103	2.03	2.61	.042

Fonte: O nosso inquérito

Quadro 5.2: Análise de variância (ANOVA) H: 1

		Soma de quadrados	df	Quadrado médio	Valor F	Valor p ou Sig.
Conhecimento	Entre grupos	21.227	4	5.307	18.127	.000
	Dentro dos grupos	103.929	355	.293		
	Total	125.156	359			
Atitude	Entre grupos	16.851	4	4.213	10.523	.000
	Dentro dos grupos	142.124	355	.400		
	Total	158.975	359			
Prática	Entre grupos	12.806	4	3.201	9.495	.000
	Dentro dos grupos	119.356	354	.337		
	Total	132.162	358			

Significativo ao nível alfa: 0,05

Tendo em conta a nossa análise de variância, com uma significância de 0,05 e um grau de liberdade de 4, o nosso valor p é < 0,005. Uma vez que o valor de p < 0,005, a hipótese nula de não haver diferença significativa foi rejeitada. Isto implica que o nível de educação tem uma influência estatística significativa nos conhecimentos, atitudes e práticas de gestão de resíduos.

Tabela 5.3: Análise de variância (ANOVA) H:2

		Soma de Quadrados	df	Média Quadrado	Valor F	Valor P ou Sig.
Serviço inadequado cobertura (alguns pessoas não dadas serviço)	Entre grupos	2.196	4	.549	1.147	.334
	Dentro dos grupos	169.927	355	.479		
	Total	172.122	359			
Lackoftrained pessoal	Entre grupos	2.580	4	.645	1.020	.397
	Dentro dos grupos	224.520	355	.632		
	Total	227.100	359			
Falta de resíduos	Entre grupos	3.850	4	.963	1.424	.226

serviço de gestão	Dentro dos grupos	239.972	355	.676		
	Total	243.822	359			
Falta de legislação	Entre grupos	3.495	4	.874	1.394	.235
	Dentro dos grupos	222.460	355	.627		
	Total	225.956	359			
Falta de aplicação da lei medir e capacidade	Entre grupos	26.052	4	6.513	12.038	.000
	Dentro dos grupos	192.070	355	.541		
	Total	218.122	359			
Não controlado proliferação de acampamentos de ocupantes	Entre grupos	39.439	4	9.860	10.887	.000
	Dentro dos grupos	321.491	355	.906		
	Total	360.931	359			
Má cooperação de Agências governamentais	Entre grupos	.750	4	.187	.384	.820
	Dentro dos grupos	173.150	355	.488		
	Total	173.900	359			
Pobre público cooperação	Entre grupos	2.913	4	.728	1.403	.232
	Dentro dos grupos	184.187	355	.519		
	Total	187.100	359			
Falta de planeamento (plano a curto, médio e longo prazo)	Entre grupos	54.677	4	13.669	15.468	.000
	Dentro dos grupos	313.712	355	.884		
	Total	368.389	359			
Falta de veículos	Entre grupos	11.920	4	2.980	6.079	.000
	Dentro dos grupos	174.035	355	.490		
	Total	185.956	359			
Lackoffinancial recursos	Entre grupos	6.708	4	1.677	2.111	.079
	Dentro dos grupos	282.067	355	.795		
	Total	288.775	359			
Falta de qualidade do serviço (não frequente suficiente, derrame, etc.)	Entre grupos	.834	4	.208	.462	.763
	Dentro dos grupos	159.629	354	.451		
	Total	160.462	358			
Falta de autoridade para fazer uma análise financeira e administrativo	Entre grupos	3.869	4	.967	1.364	.246
	Dentro dos grupos	251.686	355	.709		

decisão	Total	255.556	359			
Difícil de obter material de cobertura	Entre grupos	1.346	4	.337	.811	.519
	Dentro dos grupos	147.276	355	.415		
	Total	148.622	359			
Difícil de localizar e adquirir um aterro sanitário	Entre grupos	2.809	4	.702	1.377	.242
	Dentro dos grupos	181.055	355	.510		
	Total	183.864	359			

Fonte: dados da nossa investigação

Como se pode ver no quadro 15, com uma significância de 0,005 e um grau de liberdade de 4, o nosso valor p é < 0,005, ou seja, com um nível de confiança de 95 %. Uma vez que o valor de p < 0,005, a hipótese nula de não haver diferença significativa foi rejeitada. Isto implica que a falta de medidas e de capacidade de execução, a proliferação descontrolada de aglomerados populacionais, a falta de planeamento (plano a curto, médio e longo prazo) e a falta de veículos têm uma influência estatística significativa na gestão dos resíduos.

Tabela 5.4: Análise de variância (ANOVA) H:3

ANOVA

		Soma de Quadrados	**df**	**Média Quadrado**	**Valor F**	**Valor P ou Sig.**
Com que frequência lavar a mão por dia	Entre grupos	21.766	4	5.442	2.504	.042
	Dentro dos grupos	771.556	355	2.173		
	Total	793.322	359			
Quanto tempo é que lavar a mão (tempo aproximado)?	Entre grupos	7.785	4	1.946	4.836	.001
	Dentro dos grupos	142.871	355	.402		
	Total	150.656	359			
Como é que se lava a tua mão?	Entre grupos	6.504	4	1.626	3.820	.005
	Dentro dos grupos	151.094	355	.426		
	Total	157.597	359			
Às vezes sinto falta a higiene das mãos simplesmente porque eu esquecer	Entre grupos	16.866	4	4.217	6.313	.000
	Dentro dos grupos	237.123	355	.668		
	Total	253.989	359			
Estou confiante em a minha capacidade de transporte higiene das mãos	Entre grupos	10.614	4	2.653	9.369	.000
	Dentro dos grupos	100.542	355	.283		
	Total	111.156	359			
Se eu fizer a higiene das mãos	Entre grupos	21.885	4	5.471	14.635	.000

dá-me dores	Dentro dos grupos	132.712	355	.374		
mãos	Total	154.597	359			
Tenho suficientes	Entre grupos	22.355	4	5.589	8.392	.000
sobre o conhecimento	Dentro dos grupos	236.420	355	.666		
higiene das mãos	Total	258.775	359			
A higiene das mãos é uma	Entre grupos	11.673	4	2.918	6.304	.000
hábito para mim	Dentro dos grupos	164.325	355	.463		
	Total	175.997	359			

Fonte: dados da nossa investigação

Tendo em conta a nossa análise de variância, com uma significância de 0,005 e um grau de liberdade de 4, o nosso valor p é < 0,005, ou seja, com um nível de confiança de 95%. Uma vez que o valor de p < 0,005, a hipótese nula de não haver diferença significativa foi rejeitada. Isto implica que a duração da lavagem das mãos, a falta de higiene das mãos por vezes simplesmente devido ao esquecimento, a confiança na capacidade de efetuar a higiene das mãos, a má perceção da higiene das mãos (lavar as mãos frequentemente provoca feridas nas mãos) e o hábito de lavar as mãos têm uma influência estatística significativa na higiene das mãos

5.2 Discussão

O significado e o objetivo deste estudo foi avaliar as práticas de manuseamento de resíduos como sendo factores que contribuem para os riscos para a saúde, o que foi avaliado através dos conhecimentos, atitudes, práticas e lavagem das mãos dos agregados familiares na zona urbana de Hlotse relativamente à produção de resíduos. Um dos objectivos era fornecer aos decisores políticos e aos residentes da zona urbana de Hlotse informações importantes para o desenvolvimento de orientações e novas políticas sobre a gestão adequada e a eliminação segura dos resíduos domésticos.

O estudo teve lugar na zona urbana de Hlotse, envolvendo 360 agregados familiares, e procurou fornecer diretrizes para a gestão dos resíduos domésticos e responder à questão de investigação destacada no Capítulo I relativa aos agregados familiares na zona urbana de Hlotse.

Como demonstrado nas várias tabelas e gráficos no Capítulo Quatro, os resultados indicam que as questões de investigação foram abordadas. Os dados também fornecem informações sobre os conhecimentos, atitudes, práticas e higiene das mãos dos residentes urbanos de Hlotse relativamente à gestão de resíduos.

Os resultados da investigação revelaram a necessidade de educação do público e de uma campanha pública sobre o manuseamento dos resíduos e os métodos de eliminação adequados. A educação pública deve ter como objetivo educar o público com ênfase nos perigos que os resíduos podem causar à saúde humana e ao ambiente.

Os resultados da nossa investigação indicam que o conhecimento dos residentes urbanos de Hlotse depende da educação: quanto maior for a educação das pessoas, melhor será o seu nível de conhecimento sobre a gestão dos resíduos. Cerca de 6,7% das pessoas têm poucos conhecimentos sobre a gestão dos resíduos que produzem, o que se observa entre os jovens dos 15 aos 18 anos, que representam 20% dos inquiridos, e entre a população idosa com mais de 60 anos, que representa 13,9%, como indicado na figura 9. No que diz respeito à atitude como variável dependente do nível de escolaridade, cerca de 12,5% dos inquiridos manifestaram uma atitude menos favorável (ou más atitudes) em relação à gestão de resíduos, o que se observa na população adulta com idades compreendidas entre os 19 e os 40 anos, que representa 39,7% da nossa população estudada. O mesmo grupo etário manifestou ter más práticas (comportamento) relativamente à gestão de resíduos, com 7,2% dos habitantes com idades compreendidas entre os 19 e os 40 anos.

Njoroge, Wokabi, Ngetich e Kathuri (2013) concluíram que a educação desenvolve a capacidade de uma pessoa compreender as questões, especialmente no que respeita à gestão dos resíduos domésticos. Trata-se de uma vantagem significativa, uma vez que a recolha de lixo é por vezes arriscada, nociva e insegura, e a forma de a tratar exige bons conhecimentos.

Os residentes da zona urbana de Hlotse referiram algumas irregularidades relativas ao município no que respeita à gestão de resíduos, com mais de 67,2% dos inquiridos preocupados com o serviço de gestão de resíduos e a cobertura inadequada do serviço. Cerca de 64,3% dos inquiridos queixaram-se de uma grave falta de qualidade do serviço, afirmando que o serviço não é suficientemente frequente.

Em geral, os resultados indicam que os habitantes de Hlotse têm atitudes e práticas corretas em relação à gestão de resíduos, o que se observa entre os adultos de 19 a 40 anos, seguidos pelos de 41 a 60 anos. O seu conhecimento associado à lavagem das mãos é bastante impressionante, mas não é realista porque exige que uma pessoa lave as mãos durante quatro minutos ou mais. Esta constatação corrobora ainda a de Jatau (2013), que verificou que os jovens entre os 15 e os 30 anos eram os que possuíam atitudes e práticas corretas em relação aos resíduos.

Os resultados relativos às nossas três hipóteses revelaram que o valor p calculado é estatisticamente significativo, o que implica que o nível de escolaridade tem uma grande influência nos conhecimentos, atitudes e práticas associados à gestão de resíduos. Este facto não é surpreendente, uma vez que se espera que as pessoas que têm formação académica apresentem atitudes e práticas mais positivas em relação aos resíduos e detenham os conhecimentos relevantes.

5.3 Recomendações

Para conseguir reduções significativas dos riscos nos agregados familiares, estas recomendações são relevantes na zona urbana de Hlotse para ajudar na gestão dos resíduos domésticos e para estabelecer centros permanentes de recolha de resíduos perigosos domésticos em cada aldeia.

A promoção de uma gestão correta dos resíduos deve ser promovida através do aumento da tributação de todos os agregados familiares que não gerem corretamente os seus resíduos, o que será também uma excelente forma de gerar fundos para os centros de gestão de resíduos. Deve ser feita uma campanha contínua de sensibilização do público através dos meios de comunicação social e deve ser dada formação à população sobre os resíduos domésticos perigosos, com o objetivo de demonstrar o impacto da má gestão dos resíduos na vida humana e a sua ligação a doenças transmitidas pela água, à degradação dos solos e à poluição ambiental. A fim de assegurar a continuidade do esforço, a manutenção da dinâmica da educação e a importante disseminação da informação, bem como a forma do programa educativo, devem ser objeto de legislação adequada. Através da educação, os habitantes serão capazes de mudar as suas atitudes para se conformarem com o seu comportamento, e mudar o seu comportamento para se conformarem com a sua atitude.

Ensinar as pessoas a lavar eficazmente as mãos, fornecendo todas as informações relacionadas, uma vez que isso reduz o risco de ser infetado com diarreia em 31%, reduz a doença diarreica em indivíduos imunocomprometidos em 58% e reduz as infecções respiratórias em 21% (CDC, 2012). Embora alguns inquiridos tenham referido que lavam as mãos durante mais de 1 minuto, tal não é realista. De acordo com o CDC, 20 segundos são suficientes para uma lavagem eficaz das mãos.

Criar ofertas e oportunidades de emprego para entidades do sector privado que estejam dispostas a gerir eficazmente os resíduos domésticos ao longo das diferentes fases, desde a produção de resíduos até ao local de despejo ou de reciclagem.

A política de gestão de resíduos deve ser reforçada pelo governo. As autoridades responsáveis pelo ambiente, pela saúde e pelo bem-estar social devem organizar conferências, workshops e seminários para promover o conhecimento e a educação em matéria de gestão de resíduos. As ONG devem patrocinar projectos comunitários sobre conhecimentos, atitudes e práticas em matéria de gestão de resíduos, a fim de sensibilizar e alterar atitudes e práticas negativas (Jatau, 2013).

Associar o exército à gestão dos resíduos, uma vez que em tempo de paz não têm muito que fazer, a equipa ou o batalhão podem fazer rotações semanais ou mensais, de acordo com o acordo que será discutido com a sua hierarquia para a escala.

Melhorar o desempenho ambiental de forma eficaz, transferindo a responsabilidade pelos resíduos para os consumidores e para a indústria, que apoiará e gerirá o programa relativo aos resíduos domésticos. Isto pode ser eficaz com uma educação pública contínua, que pode ser efectuada pelo governo (nacional e local) e assistida por ONG. A transferência da responsabilidade basear-se-á no conceito de ***"poluidor-pagador"***, segundo o qual a responsabilidade pela gestão dos resíduos recai sobre as indústrias, as lojas ou quaisquer empresas que beneficiem de qualquer produto suscetível de gerar resíduos.

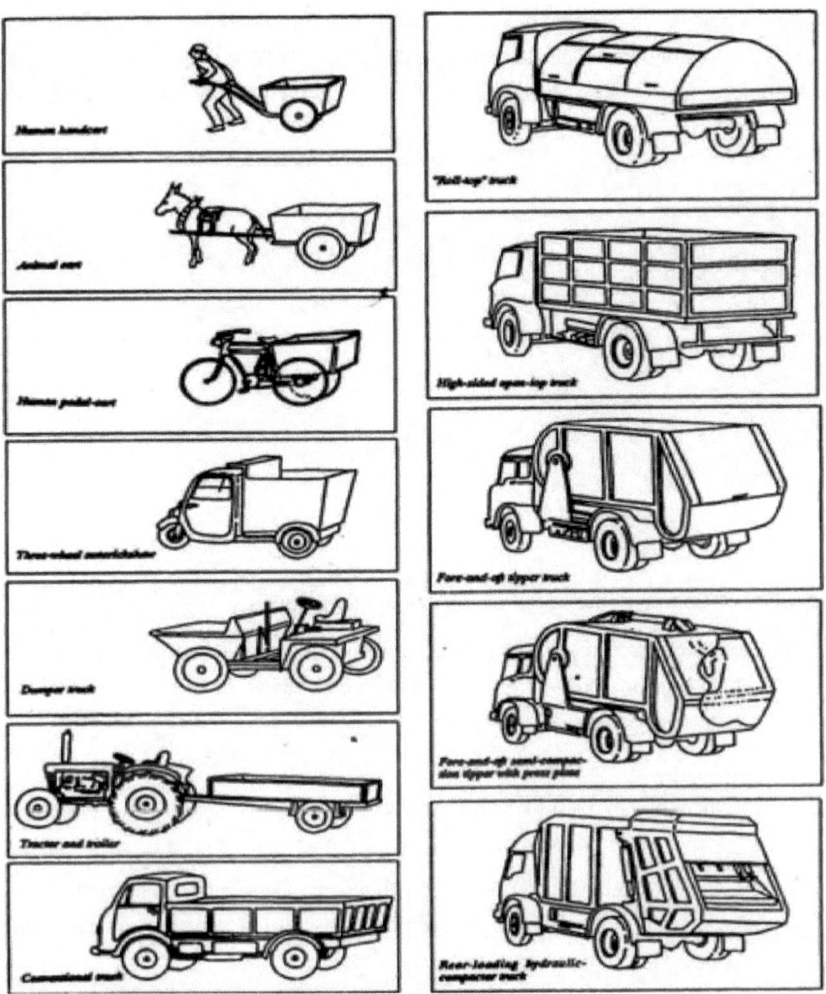

Figura 4. 11: Várias opções para o transporte de resíduos

Promover a participação do sector privado e opções de reciclagem para determinados artigos, como garrafas de plástico vazias ou outras peças sobresselentes, e programas de recompra de alguns contentores.

A falta de competências técnicas básicas, atribuível aos baixos níveis de escolaridade, limita a capacidade de desenvolver novas técnicas de gestão de resíduos entre os intervenientes na gestão de resíduos e a aptidão para criar oportunidades de emprego e gerar benefícios, daí a relutância de alguns em se aventurarem no mercado de trabalho. Os resíduos que podem ser vendidos ou reutilizados podem desencorajar os actores de os comprarem, uma vez que podem ter má qualidade devido à contaminação com pedaços de vidro, contaminantes médicos, alimentos, etc., desencorajando os actores de os comprarem e reciclarem (Furedy, 2004). Por conseguinte, deve ser efectuada uma segregação adequada dos resíduos para facilitar o êxito do sistema de reciclagem e promover a eliminação eficaz dos resíduos através da utilização de sistemas de três contentores.

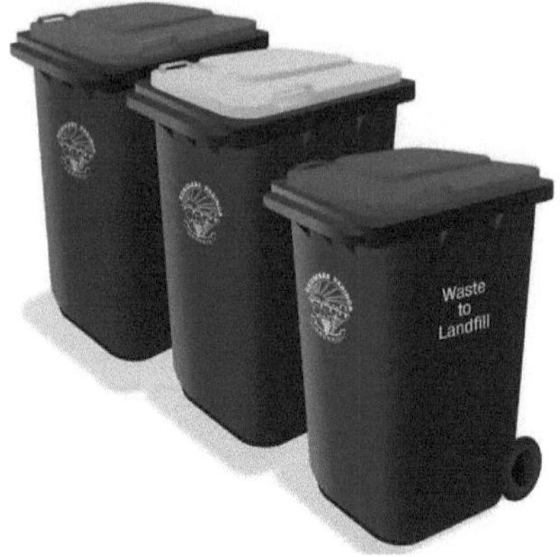

Figura 4.12: Sistema de três contentores para a gestão de resíduos

Os objectos a colocar aqui são: Ervas daninhas, varreduras, podas, pequenos ramos e galhos, folhas, restos de comida ou cozinha. Não colocar em vasos, plásticos, cinzas quentes ou tijolos

Os artigos a colocar aqui são: latas, incluindo aerossóis, revistas, papel, recipientes de plástico, pacotes de leite e de sumo. Não colocar líquidos, resíduos médicos, película aderente

Os artigos que devem ser colocados aqui são: Quaisquer outros objectos que não possam ser reciclados ou compostados película aderente, fraldas. Não colocar peças de automóvel, resíduos médicos.

Motivar e recompensar as actividades de gestão de resíduos para todos os que trouxerem uma certa quantidade de resíduos para o local de despejo correto (por exemplo, por 500 kg recebe R30; 1 000 kg serão pagos R100), a fim de manter o programa de gestão de resíduos. Pagar em dinheiro como motivação para cada um que consiga trazer uma certa quantidade de resíduos. Esta estratégia reduzirá sensivelmente os resíduos na zona urbana de Hlotse e incentivará a comunidade a tratar corretamente os resíduos que produziu, uma vez que escolherá o método adequado para transportar os seus resíduos.

5.4 Limitações da investigação

A nossa investigação fornece apoio para ajustar o modelo relacionado com a gestão de resíduos e procura fornecer recomendações que terão um impacto positivo nos conhecimentos, atitudes e comportamentos ou práticas existentes relativamente aos resíduos domésticos e à lavagem das mãos em casa. No entanto, podem ser observadas limitações inerentes, uma vez que reconhecemos a possibilidade de variáveis omitidas e erros mensuráveis, pelo que sugerimos a replicação da investigação, com a adição de instrumentos de medição de teste.

Como esta investigação se baseou numa grande amostra de acordo com a população que temos, podemos sugerir a atribuição do resultado a toda a população em Hlotse, uma vez que todos têm uma demografia quase semelhante.

Este estudo também foi limitado no tempo e na estação, uma vez que foi realizado durante o verão; o resultado pode não ser o mesmo se for realizado durante o inverno.

Podem ainda ser efectuados mais estudos sobre a gestão de resíduos na zona urbana de Hlotse e sobre outras medidas variáveis, uma vez que nos concentramos apenas na educação, que era a variável que se pretendia testar na nossa hipótese. Uma vez que o nosso estudo utilizou um questionário de auto-relato, não há forma de provar com certeza que se alguém diz "SIM", é porque está a falar a sério, pelo que se pode realizar um estudo futuro para gerar índices que nos permitam encontrar alguns indicadores que testem os níveis de conhecimento, atitudes e práticas, com base em critérios definidos, e também verificar o possível enviesamento que pode ser encontrado em variáveis omitidas.

Propomos que sejam efectuados outros estudos sobre:

- O impacto da poluição atmosférica e sonora nos habitantes da zona urbana de Hlotse;
- Análise dos inquiridos para escolher uma forma específica de gerir a sua eliminação de resíduos;
- O impacto das práticas de manuseamento de resíduos após a intervenção. Só pode ser efectuado se a intervenção tiver sido realizada.
- Necessidades e tipos de contentores de lixo, política e orientações para os habitantes de Hlotse Urban;
- Tipos de transporte adequado de resíduos da zona de produção para o local de descarga.

5.5 Conclusão

Este capítulo apresenta um resumo da nossa investigação realizada na área do Conselho Urbano de Hlotse, com o objetivo de avaliar os conhecimentos, as atitudes e as práticas (comportamento) relativamente aos resíduos como factores que contribuem para os riscos para a saúde. A nossa população de estudo foi constituída por diferentes agregados familiares. A nossa escolha do tema foi motivada pelo facto de muitas pessoas em Hlotse se apresentarem no hospital com doenças transmitidas pela água e doenças relacionadas com a má gestão dos resíduos (doenças de pele, doenças respiratórias, etc.). A nossa investigação fornece informações de base que ajudarão os decisores a definir medidas estratégicas e medidas de mitigação que podem ser tomadas antes de uma catástrofe atingir a comunidade. Assim, através de medidas de atenuação, deve ser dada especial atenção à degradação dos solos, à poluição da água e do ar e à destruição da cadeia alimentar baseada na água ou no meio aquático.

Com base nos resultados da nossa investigação, conclui-se que a gestão adequada dos resíduos foi observada na população com níveis de educação elevados e com um nível de conhecimento correto, o que tem um impacto positivo na gestão dos resíduos. O mesmo não se verifica entre os que têm níveis de escolaridade mais baixos, sendo os da população alvo com idades compreendidas entre os 15 e os 18 anos, e os idosos com mais de 60 anos. Verificou-se uma influência significativa nas atitudes e práticas associadas aos resíduos, correlacionada com o nível de escolaridade, mas verificou-se que as atitudes e práticas negativas são mais elevadas na população entre os 19 e os 40 anos, tanto para as atitudes como para as práticas, pelo que é a mesma população que demonstrou um impacto positivo para as atitudes e práticas, mas apenas para os que têm escolaridade.

A lavagem das mãos continua a ser um problema grave, apesar de os participantes reconhecerem que lavam as mãos sempre que vêm da casa de banho, mas continua a ser difícil provar esse hábito na população, uma vez que as respostas são auto-relatadas. De acordo com o CDC (2013), a lavagem das mãos deve ser feita depois de se assoar o nariz, tossir ou espirrar, antes, durante e depois de preparar alimentos, antes de comer alimentos, antes e depois de cuidar de alguém que está doente, antes e depois de tratar um corte ou ferida, depois de usar a casa de banho, depois de mudar fraldas ou limpar uma criança que tenha usado a casa de banho, depois de tocar num animal, em alimentos para animais ou em resíduos de animais, e depois de tocar no lixo; no entanto, toda esta informação não está a ser posta em prática pela população em Hlotse Urban.

Os problemas de gestão de resíduos domésticos num país em desenvolvimento, como o Lesoto, não são impossíveis de resolver, mas apenas necessitam de esforços concertados dos diferentes sectores da sociedade (Njoroge, 2013). Além disso, o tratamento dos resíduos é um assunto que diz respeito a todos, e não apenas ao governo.

O nosso estudo demonstrou que o município e o Ministério do Ambiente e da Saúde não cumprem os requisitos de disponibilização de veículos suficientes e de todas as necessidades necessárias para cumprir os níveis de eliminação ambientalmente seguros. A falta de meios adequados para incinerar o lixo, a dificuldade de encontrar o local de deposição e de aceder ao mesmo, representam grandes riscos para a saúde.

REFERÊNCIAS

Abul S. (2010) lixeira em Manzini: Suazilândia. Jornal de Desenvolvimento Sustentável em África. Vol. 12, No.7, ISSN: 1520-5509 http://www.jsd-africa.com/Jsda/V12No7_Winter2010_A/PDF/Environmental%20and%20health%20I mpact%20of%20Solid%20Waste%20Disposal%20At%20Mangwaneni%20Dumpsite. pdf

Anderson N.M., Larkin J.W., Cole M.B., Skinner G.E., Whiting R.C., Gorris L.G.M., Rodriguez A., Buchanan R., Stewart C.M., Hanlin J.H., Keener L., e Hall P.A., (2011) Food Safety Objective Approach for Controlling Clostridium botulinum Growth and Toxin Production in Commercially Sterile Foods. Journal of Food Protection, Vol. 74, No. 11, p 1956-1989 http://www.iit.edu/ifsh/news_and_events/press/pdfs/jourfoodprotect_nov2011_fsowhit epaper.pdf

Armstrong D., Grace J. (2003) Research methods and audit for general practice, Oxford University press, 3ª edição; p 27-38

Audu A.J.(2013) Knowledge, Attitudes and Practices Associated with Waste Management in Jos South Metropolis, Plateau State, Mediterranean Journal of Social Sciences, University of Rome Vol 4 No 5

Babbie, E (2004) The practice of Social Science Research, Belmont, CA Thomson Wadsworth Co. Pp 440-442

BHP Billiton (2009) Plano de Gestão do Sistema de Gestão Ambiental: Resíduos. DENMPO 0018, versão 3. Disponível em

http://www.bhpbilliton.com/home/aboutus/regulatory/Documents/Dendrobium%20Env ironmental%20Management%20Plan%20Waste.pdf

Birkmann J. 2006, Measuring vulnerability to promote disaster resilient societies (Medir a vulnerabilidade para promover sociedades resistentes a catástrofes): Conceptual frameworks and definitions. Em linha. Obtido em http://www.ehs.unu.edu/elearning/pluginfile.php/572/mod_data/content/3864/Concept ual_frameworks_and_Definitions.pdf

Bloomfield S.F., Aiello A.E, Cookson B., O'Boyle C., and Larson E.L (2007) The effectiveness of hand hygiene procedures in reducing the risks of infections in home and community settings including handwashing and alcohol-based hand sanitizers. American Journal of Infection Control Vol. 35 No. 10 Suppl 1. Disponível em: http://download.journals.elsevierhealth.com/pdfs/journals/0196- 6553/PIIS0196655307005950.pdf [acedido em outubro de 2013]

Bogner J., Abdelrafie A. M, Diaz C., Faaij A., Gao Q., Hashimoto S., Mareckova K., Pipatti R., and Zhang T., (2007) Waste Management, In Climate Change 2007: Mitigation. Contribution of Working Group III to the Fourth Assessment Report of the Intergovernmental Panel on Climate Change,

Cambridge University Press, Cambridge, Reino Unido e Nova Iorque, NY, EUA. http://www.ipcc.ch/pdf/assessment-report/ar4/wg3/ar4-wg3-chapter10.pdf

BOS (2006) Lista das aldeias recenseadas, recenseamento da população e da habitação

BoSWM (1969) A systems study of Solid waste management in the Fresno Area: Relatório final sobre uma demonstração de gestão de resíduos sólidos http://nepis.epa.gov/Exe/ZyPDF.cgi/9101P3HF.PDF?Dockey=9101P3HF.PDF

Brinkhoff T., (2006) Population of Hlotse, Ler, Lesotho. Disponível em http://www.quandl.com/CITYPOP-Thomas-Brinkhoff-City-Population/CITY_HLOTSELERLESOTHO-Population-of-Hlotse-LER-Lesotho

Brown C., (2012) Disaster Waste Management: a systems approach, Departamento de Engenharia Civil e de Recursos Naturais da Universidade de Canterbury

Brown C., Milkea M., e Sevillea E.,(2011) Disaster Waste Management: a Review Article, International Journal of Integrated Waste Management, Science and Technology http://www.resorgs.org.nz/images/stories/pdfs/theses/appendix%20a.cbrown.pdf

Cangialosi F., Intini G., Liberti L., Notarnicola M., Stellacci P., (2007). Avaliação do risco para a saúde das emissões atmosféricas de uma instalação de incineração de resíduos sólidos urbanos - Um estudo de caso. Departamento de Engenharia Ambiental e Desenvolvimento Sustentável, Universidade Técnica de Bari, V.le Turismo 8, 74100 Toronto,

Carawan R.E., Dwain H., Hamlet C. (1986) Reduction in waste load from a meat processing plant-Beef. Disponível em http://www.fpeac.org/meat/ReductioninWasteLoad.pdf

CCAR (2007) Infection prevention and control best practices, home and community care including Health Care offices and ambulatory clinics. Disponível em http://www.phac- aspc.gc.ca/amr-ram/ipcbp-pepci/pdf/amr-ram-eng.pdf

CDC (2013) Global Water, Sanitation, and Hygiene (WASH) [Água, Saneamento e Higiene Globais (WASH)]. Disponível em: http://www.cdc.gov/healthywater/global/wash_statistics.html [acedido em outubro de 2013]

CDC (2012) Lavar as mãos: uma atividade familiar: Manter a saúde das crianças e dos adultos http://www.cdc.gov/healthywater/pdf/hygiene/hwfamily.pdf

Collins Maps (2012) Informação geográfica para Hlotse. Disponível em http://www.collinsmaps.com/maps/Lesotho/Leribe/Hlotse/P469430.00.aspx

Corvalan C.F., Kjellstrom T., e Smith K.R., (1999) Health, Environment and Sustainable Development. Identifying Links and Indicators to Promote Action http://www.who.int/quantifying_ehimpacts/methods/en/corvalan.pdf

Cyr J.F.S., (2005) At Risk: Natural Hazards, People's Vulnerability, and Disasters, Journal of

Homeland Security and Emergency Management, Vol.2 No.2 http://www.geo.mtu.edu/rs4hazards/links/Social-KateG/Attachments%20Used/AtRiskReview.pdf.pdf

DEADP (2011) Guia do plano de gestão de resíduos da indústria pp 59:24-30. Disponível em http://www.westerncape.gov.za/other/2011/8/industry_waste_management_plan_gui deline.pdf

DEFRA (2004) Review of Environmental and Health Effects of Waste Management: Resíduos sólidos urbanos e resíduos similares

https://www.gov.uk/government/uploads/system/uploads/attachment_data/file/69391/ pb9052a-health-report-040325.pdf

Dep. of Env.(2006) Polluters database baseline report, No. 1

FAO (2010) Nutrition country profile: Divisão de Nutrição e Proteção do Consumidor http://www.fao.org/docrep/017/ap839e/ap839e.pdf

FEMA, 2007. Guia de Gestão de Detritos, Assistência Pública, FEMA-325 / julho de 2007, Agência Federal de Gestão de Emergências

Fewtrell L., Kaufmann R.B., Kay D., Enanoria W., Haller L., Colford J.M. (2005). Intervenções no domínio da água, do saneamento e da higiene para reduzir a diarreia nos países menos desenvolvidos: uma revisão sistemática e uma meta-análise. The Lancet Infectious Diseases (Vol. 5, Issue 1, Pages 42-52) DOI: 10.1016/S1473-3099(04)01253-8

Fewtrell L., e Colford J.M. (2004). Water, sanitation, and hygiene interventions to reduce diarrhoea: a systematic review and meta-analysis (Intervenções de água, saneamento e higiene para reduzir a diarreia: uma revisão sistemática e meta-análise).

http://siteresources.worldbank.org/HEALTHNUTRITIONANDPOPULATION/Resourc es/281627-1095698140167/Fewtrell&ColfordJuly2004.pdf

Furedy,C.(2004). Resíduos sólidos orgânicos urbanos: Re-Use Practices and Issues for Solid Waste Management in Developing Countries (Práticas de Reutilização e Questões para a Gestão de Resíduos Sólidos em Países em Desenvolvimento). Em Isa Baud, Johan Post e Christine Furedy (Editores), Solid Waste Management and Recycling; Actors, Partnerships and Policies in Hyderabad, India And Nairobi, Kenya. Série GeoLibraries, n.º 76, Kluwer Academic Publishers, Dordrecht, pp. 197-211

Ganoulis J., (2008). Análise de risco de engenharia da poluição da água: Probabilities and Fuzzy Sets [M]. Wiley. Mwinyihija M., Strachan N. J.C., Meharg A., e Killham K., (2005). Journal of American Leather Chemist Association; 100:380-395.

Geohive, (2006) Lesotho: general information. Disponível em: http://www.geohive.com/cntry/lesotho.aspx [acedido em outubro de 2013]

Gilliam A.G (1954), Epidemiology in Non-communicable Disease, relatório de saúde pública, Vol.69, No.10. Disponível em: http://www.ncbi.nlm.nih.gov/pmc/articles/PMC2024422/pdf/pubhealthreporig00178- 0021.pdf [acedido em outubro de 2013]

Gleick P.H (2002): Dirty Water: Estimated Deaths from Water-Related Disease 2000-2020, Pacific Institute for Studies in Development, Environment, and Security http://www.pacinst.org/wp-content/uploads/sites/21/2013/02/water_related_deaths_report3.pdf

GoKL (1997) Lesotho Government Gazette extraordinary, Vol.42, No. 26

GoKL (1996) Plano Nacional de Gestão de Desastres

GoKL (1997) Manual de Gestão de Catástrofes

GdL (2013) Plano Estratégico do Setor da Saúde 2012/13-2016/17 http://www.nationalplanningcycles.org/sites/default/files/country_docs/Lesotho/19_04_2013_lesotho_hssp.pdf

GdL (n.d.) Programa nacional de tuberculose: Política e manual http://www.who.int/hiv/pub/guidelines/lesotho_tb.pdf

Hanks T.G.(1967) Solid waste / disease relationships. Uma pesquisa bibliográfica http://nepis.epa.gov/Exe/ZyPDF.cgi/20014J7Y.PDF?Dockey=20014J7Y.PDF

HPCSA (2008) Guidelines for good practice in the health care professions: general ethical guidelines for health researchers, booklet 6. Disponível em. http://www.nhrec.org.za/wp-content/uploads/2011/HPCSA%20booklet6.pdf

Hunter P.R., Colford J.M., Le Chevallier M.W., Binder S., Berger P.S.,(2000) Emerging Infectious Diseases Journal, Vol. 7, No.3 Supplement, pp. 544-545. Panel on Waterborne Diseases Panel Summary from the 2000 Emerging Infectious Diseases Conference in Atlanta, Georgia.

http://www.cdc.gov/ncidod/eid/vol7no3_supp/hunter.htm

Jatau A.A. (2013) Conhecimentos, Atitudes e Práticas Associadas à Gestão de Resíduos na Metrópole de Jos South, Estado do Plateau. Revista Mediterrânica de Ciências Sociais. ISSN 2039-2117 (online). Vol 4 No 5 http://mcser.org/journal/index.php/mjss/article/viewFile/667/690

Jin X., Jingwei J. e Yifan C. (2014) Estudo sobre a avaliação do risco para a saúde da reutilização de água recuperada no sistema de água urbana de Tianjin, J. Chem. Pharm. Res., 6(4):194-201

Karija, M.K., Shihua Q. e Lukaw Y.S (2013) O impacto das más práticas de gestão dos resíduos sólidos urbanos e do estado do saneamento na qualidade da água e na saúde pública em cidades dos países menos desenvolvidos: o caso de Juba, Sudão do Sul, International Journal of Applied Science and Technology Vol. 3 No. 4; http://www.ijastnet.com/journals/Vol_3_No_4_April_2013/11.pdf

KCC, SDC (2000) Community Based Pilot Project on Solid Waste Management in Khulna City. Disponível em.

http://www.wsp.org/sites/wsp.org/files/publications/51200763503_Community_Based_Pilot_Project_on_Solid_Waste_Mgmt_of_Khulna_City.pdf

Kothari C.R. (2004): Metodologia de investigação: métodos e técnicas, 2.ª edição revista, New Age International (P) Ltd., Publishers, ISBN (13): 978-81-224-2488-1

Krejcie, R. V., e Morgan, D. W. (1970) Determining sample size for research activities. Educational and Psychological Measurement, 30, 607-610. Disponível em: http://opa.uprrp.edu/InvInsDocs/KrejcieandMorgan.pdf [acedido em outubro de 2013]

Kumar A., (2009) Handbook of flood management, flood recovery innovation and response management. Volume 2. Nova Deli, Índia, SBS publishers and distributors PVT.LTD

Larionov N.S., Bogolitsyn K.G., and Kuznetsova I.A. (2011) Integrated Assessment of the Impact on the Natural Environment Components from the Solid Domestic Waste Landfill of the City of Arkhangel'sk, publicado em Rossiiskii Khimicheskii Zhurnal, Vol. 55, No. 1, pp. 93-100.

Lesoto (2010) Contagem decrescente para 2015: Sobrevivência da mãe, do recém-nascido e da criança http://www.countdown2015mnch.org/documents/2010/2010-Lesotho.pdf

Avaliação do Lesoto 2014 http://www.lesothoreview.com/healthcare.php

Lienhard C., (2001) From Exposure to Disease: The Role of Environmental Factors in Susceptibility to and Development of Tuberculosis (O papel dos factores ambientais na suscetibilidade e desenvolvimento da tuberculose). Epidemiol Rev Vol. 23, No. 2. https://www.nceas.ucsb.edu/~sjryan/PPP/readings/Lienhardt,%202001.pdf

LGNSP (2009) Chieftainship and local governance in Lesotho, relatório

Ljiljana R., Scheinberg A., Wilson D.C. (2010) Comparing Solid Waste Management in the World's Cities. Disponível em http://unpan1.un.org/intradoc/groups/public/documents/apcity/unpan050309.pdf

Mazhindu E., Gumbo T., and Gondo T., (n.d.) Waste Management Threats to Human Health and Urban Aquatic Habitats - A Case Study of Addis Ababa, Ethiopia http://cdn.intechopen.com/pdfs-wm/40495.pdf

Maqsood Sinha A.H. (2006) Community Based Solid Waste Management Through PublicPrivate-Community Partnerships: Experience of Waste Concern in Bangladesh. Disponível em: http://www.iges.or.jp/en/ltp/pdf/activity08/09_sinha.pdf

McDonnald H.J (2008) Hand book of biological statistics. Acedido em 04 de julho de 2013;

Disponível em http://udel.edu/~mcdonald/HandbookBioStat.pdf

Merz B, Thieken A.H., Gocht M., (2007) Advances in Natural and Technological Hazards Research Volume 25:231-251

Mintz E, Bartram J, Lochery P & Wegelin M (2001). Not just a drop in the bucket: expanding access to point-of-use water treatment systems. Am. J. Pub. Health 91(10): 1565-70 http://www.ncbi.nlm.nih.gov/pmc/articles/PMC1446826/pdf/0911565.pdf

Miller G.W., Rice R.G., Robson C.M., Scullin R.L., Kuhn W. e Wolf H. (1978) An assessment of ozone and chloride dioxide technologies for treatment of municipal water supplies http://nepis.epa.gov/Exe/ZyPDF.cgi/9101Q9CL.PDF?Dockey=9101Q9CL.PDF

Millennium Challenge Account-Lesotho (2013) Boletim informativo semanal: Reducing Poverty Through Economic Growth, improved rural water supply and sanitation - better life for children, Vol. 3, issue3. Disponível em http://www.mca.org.ls/media/Bulletin/BULLETIN_February_2013.pdf

WMinE, 2003. Wastes Management in Post-Conflict, 16.04.03 ver1.6, Gestão de Resíduos em Situações de Emergência.

Millar N., (2001) Biology statistics made simple using Excel; school science review, dezembro, 83(303). Acedido em 04 de julho de 2013; Disponível em http://www.utdallas.edu/~serfling/3332/Biology_statistics_made_simple_using_Excel. pdf

MoHSW (2012): Plano Nacional de Desenvolvimento Estratégico 2011/12-2015/16. Maseru: Ministério da Saúde.

MoTEC (2006) Projeto de relatório e legislação sobre a gestão de resíduos perigosos (projeto de lei e regulamentos) http://www.gov.ls/documents/reports/Draft_Hazardous_Waste_Management_Report. pdf

Mouton, J. 2001. How to Succeed in your Master's and Doctoral Studies: A South African Guide and Resource Book. Pretória: Van Schaik.

Mubaiwa A.(ND) Community based waste management in urban areas, Practical Action Southern Africa (formerly Intermediate Technology Development Group-ITDG). Disponível em: www.practicalaction.org/media/download/7229

NAS (1983) Risk Assessment in the Federal Government: Managing the Process. Committee on the Institutional Means for Assessment of Risks to Public Health Commission on Life Sciences National Research Council http://www.epa.gov/region9/science/seminars/2012/red-book.pdf

Naveedullah1, Hashmi M.Z., Yu C., Shen H., Duan D, Shen C, Lou L, Chen Y.,(2014) Concentrações e avaliação dos riscos para a saúde humana de metais pesados selecionados nas águas de superfície da bacia hidrográfica do reservatório de Siling na província de Zhejiang, China. Pol. J. Environ. Stud. Vol. 23, No. 3, 801-811

Njoroge K.S., Wokabi M.S., Ngetich K., and Kathuri N.M. (2013) Influence of Informal Solid Waste

Management on Livelihoods of Urban Solid Waste Collectors: Um Estudo de Caso do Município de Nakuru, Quénia. Revista Internacional de Humanidades e Ciências Sociais, EUA. Vol.3 No.13. http://www.ijhssnet.com/journals/Vol_3_No_13_July_2013/12.pdf

OCHA, MSB, SCCA e PNUA (2011) Diretrizes para a gestão de resíduos de catástrofes

Oesterholt F., Martijnse G., Medema G. e Van der Kooij D (2007) Health risk assessment of non-potable domestic water supplies in the Netherlands (Avaliação dos riscos para a saúde do abastecimento de água doméstica não potável nos Países Baixos). Journal of Water Supply: Investigação e Tecnologia-AQUA (56.3)

Oxfam (2008) Domestic and refugee camp waste management collection and disposal, TBN15.

Petersen, M., 2004. Restabelecimento da gestão de resíduos após catástrofes. Conferência Internacional de 2004 e Concurso de Estudantes sobre reconstrução pós-catástrofe "Planning for reconstruction" Coventry, Reino Unido, 22-23 de abril de 2004.

Prakash C.S.(2010) Trendsinin Solid Waste Management: Issues, Challenges and and and Opportunities. Disponível em http://www.et2050.eu/pashmina/attachments/UNEP_Waste.pdf

Qdais H.A., (2007) Environmental impact assessment of municipal solid waste landfills: Um estudo de caso da Jordânia. Sardenha 2007, Décimo Primeiro Simpósio Internacional de Gestão de Resíduos e Aterros Sanitários

Ram P.K., Luby S.P., Halder A.K., Islam M.S e Granger S. (2010) Improving Measures of Handwashing Behavior: Projeto Global Scaling Up Handwashing. Disponível em. https://www.wsp.org/sites/wsp.org/files/publications/WSP_ImprovingMeasures_HWW S.pdf [acedido em outubro de 2013]

Raemdonck A., Koppen G., Bilau M., and Willems J.L., (2006) Exposure of maintenance Workers to Dioxin-Like Contaminants during the Temporary Shutdown of a Municipal Domestic Solid Waste Incinerator: Uma série de casos. Archives of Environmental & Occupational Health, Vol. 61, No. 3.

Regassa N., Sundaraa R.D. e Seboka B.B (2011) Challenges and Opportunities in Municipal Solid Waste Management: The Case of Addis Ababa City, Central Ethiopia, J Hum Ecol, 33(3): 179-190. Available at http://www.krepublishers.com/02- Journals/JHE/JHE-33-0-000-11-Web/JHE-33-3-000-11-Abst-PDF/JHE-33-3-179-11- 2145-Regassa-N/JHE-33-3-179-11-2145-Regassa-N-Tt.pdf

Sandia National Laboratories (2006) Waste Management Plan: Generic Template, Albuquerque, Novo México. Disponível em http://www.sandia.gov/engstds/ConstSpecs/Div_01/01505C_CWM_Waste_Mgt_Plan _Template-archived.pdf

Sankoh F.P., Yan X., and Tran Q. (2013) Environmental and Health Impact of Solid Waste Disposal in Developing Cities: Um estudo de caso da lixeira de Granville Brook, Freetown, Serra Leoa. Jornal de Proteção Ambiental, 4, 665-670

Sellke T., Bayarri M.J., e Berger J.O. (2001) calibrating of p values for testing precise null hypothesis, The American statistician, Vol.55. No.1

Seung K.J., Rigodon J., Finch M., Gove S., Vasan A., e Satti H. (2012) Distribution of adult respiratory illnesses at a primary health centre in Lesotho, INT J TUBERC LUNG DIS 16(3):418-422 http://docstore.ingenta.com/cgi-bin/ds_deliver/1/u/d/ISIS/79969733.1/iuatld/ijtld/2012/00000016/00000003/art00027/74016F8585AC0D6414166113320F8F4E48A35BA0B2.pdf?link=http://www.ingentaconnect.com/error/delivery&format=pdf

Singh K.,(2014) Application of Pressure and Release (PAR) Model for Assessing Vulnerability to Industrial Hazards in District Bathinda (Punjab, India) International Journal of Management and Social Sciences Research (IJMSSR) ISSN: 2319-4421, Volume 3, No. 5 http://www.irjcjournals.org/ijmssr/May2014/5.pdf

Solis, G. Y., Hightower, H. C., Sussex, J. & Kawaguchi, J.,(1995) Disaster Debris Management, The Disaster Preparedness Resources Centre, The University of British Columbia for Emergency Preparedness Canada.

Stanwell-Smith R () Water and Health: Classification of water-related disease, vol.1, Encyclopedia of life support system (EOLSS) http://www.eolss.net/sample- chapters/c03/e2-20a-01-01.pdf

SWANA, 2005. Hurricane Katrina Disaster Debris Management: Lessons Learned from State and Local Governments, Briefing Report, 21 de setembro de 2005, Solid Waste Association of North America.

Tip Topglobe (2013) Hlotse: mapa, população, localização. Disponível em: http://www.tiptopglobe.com/city?n=Hlotse&p=46416 [acedido em outubro de 2013]

ONU (2014): Relatório sobre os Objectivos de Desenvolvimento do Milénio 2014 http://www.un.org/millenniumgoals/2014%20MDG%20report/MDG%202014%20English%20web.pdf

ONU e GdL (2011) Inquérito de base sobre nutrição em quatro distritos

http://reliefweb.int/sites/reliefweb.int/files/resources/Full_Report_866.pdf

ONU e GdL (2014) Objectivos de Desenvolvimento do Milénio: Relatório de Situação 2013

http://www.ls.undp.org/content/dam/lesotho/docs/Reports/MDG%20Report%20- %202013.pdf

ONU (1972) Declaração da Conferência das Nações Unidas sobre o Ambiente Humano, Estocolmo 1972

http://www.are.admin.ch/themen/nachhaltig/00266/00540/00541/index.html?lang=en

ONU (2006) Measuring Vulnerability to Natural Hazards: Towards disaster resilient societies. A United Nations University Press é a divisão editorial da Universidade das Nações Unidas. ISBN 92-808-1135-5 http://archive.unu.edu/unupress/sample-chapters/1135-MeasuringVulnerabilityToNaturalHazards.pdf

PNUD, 2006. Programa de Gestão dos Resíduos da Recuperação do Tsunami, Fundo Multi-Doadores para Aceh e Nias, Relatório de Progresso Semestral, maio de 2006 - dezembro de 2006, PNUD.

PNUA (2011) Challenges & Opportunities in Waste Management (Desafios e Oportunidades na Gestão de Resíduos). Disponível em http://www.unescap.org/apuf-5/bazzar/presentations/Bazaar1-and-2/5-SWM-ESCAP- DONE/SWM-UNEP-Mushtaq.pdf

UNICEF (2012) Maternal, Newborn & Child Survival http://www.unicef.org/esaro/DI_Profile_Lesotho.pdf

UNHABITANT (2010) Solid waste management in the world's cities: water and sanitation in the world's cities 2010, número HS/105/10E/. Disponível em www.unhabitat.org/pmss/getElectronicVersion.aspx?nr=2918&alt...

Universidade de Leeds (2009) Barriers and Levers to Hand Hygiene Instrument. Disponível em: http://www.gla.ac.uk/media/media_149231_en.pdf [acedido em outubro de 2013]

USEPA, 1995b. Planning for Disaster Debris.

USEPA, 2008. Planning for Natural Disaster Debris EPA530-K-08-001, Gabinete de Resíduos Sólidos e Resposta a Emergências, Gabinete de Resíduos Sólidos, USEPA.

WASA (2008) Boletim informativo da WASA, Vol. 26 maio

WB, UNICEF, USAID (ND) The handwashing handbook: Um guia para desenvolver um programa de promoção da higiene para aumentar a lavagem das mãos com sabão. Disponível em: http://globalhandwashing.org/sites/default/files/2.%20The_Handwashing_Handbook_ English.pdf [acedido em outubro de 2013]

OMS e ONU (2010). Glaass 2010. Avaliação anual global do saneamento e da água potável. Orientando os recursos para melhores resultados. http://www.unwater.org/downloads/UN-Water_GLAAS_2010_Report.pdf

OMS (2009): As doenças transmitidas pela água são a principal causa de morte no mundo

http://www.voanews.com/content/a-13-2005-03-17-voa34-67381152/274768.html

OMS (2009) Diretrizes da OMS sobre Higiene das Mãos nos Cuidados de Saúde: First Global Patient Safety Challenge Clean Care is Safer Care (O primeiro desafio global para a segurança dos doentes). Disponível em: http://apps.who.int/medicinedocs/documents/s16320e/s16320e.pdf [acedido em outubro de 2013]

OMS (n.d.): Tratamento de água para uso doméstico e armazenamento seguro http://www.who.int/household_water/en/

WHO (ND) Hand Hygiene Knowledge Questionnaire for Health-Care Workers (Questionário de Conhecimentos sobre Higiene das Mãos para Profissionais de Saúde). Disponível em: www.who.int/entity/gpsc/.../Hand_Hygiene_Knowledge_Questionnaire.d... [acedido em outubro de 2013]

OMS (2007). Combating Waterborne Disease at the Household Level (Combater as Doenças Transmitidas pela Água a Nível Doméstico).

http://www.who.int/water_sanitation_health/publications/combating_diseasepart1lowr es.pdf

OMS (2007) Ethical considerations in developing a public health response to pandemic influenza (Considerações éticas no desenvolvimento de uma resposta de saúde pública à pandemia de gripe). Disponível em

http://www.who.int/csr/resources/publications/WHO_CDS_EPR_GIP_2007_2c.pdf

OMS (2007): Saúde da população e gestão de resíduos: dados científicos e opções políticas. Relatório de um seminário da OMS.

OMS (2006) Preventing disease through healthy environments: Towards an estimate of the environmental burden of disease. Disponível em: http://www.who.int/quantifying_ehimpacts/publications/preventingdiseasebegin.pdf [acedido em outubro de 2013]

OMS (2006) Diretrizes da OMS sobre a higiene das mãos nos cuidados de saúde (projeto avançado): Global patient safety challenges 2005-2006, pp 120: 117-119. Disponível em http://www.who.int/patientsafety/information_centre/Last_April_versionHH_Guideline s%5B3%5D.pdf

OMS/UNICEF (2006). Cumprir a meta dos ODM para a água potável e o saneamento: O Desafio Urbano e Rural da Década. http://www.ircwash.org/sites/default/files/WHO- 2006-Meeting.pdf

OMS (2011): Estatísticas Mundiais de Saúde.

http://www.who.int/gho/publications/world_health_statistics/EN_WHS2011_Full.pdf

Winner L., (2004) Introduction to Biostatistics. Acedido em 04 de julho de 2013; Disponível em http://www.stat.ufl.edu/~winner/sta6934/st4170_int.pdf

Wisner B., Blaikie P., Cannon T. Y., e Davis I. (2004), At Risk 2nd Edition. Wiltshire.UK, Cromwell press.

Woodson P. () Resíduos sólidos http://www.cdc.gov/nceh/ehs/NALBOH/nalboh-4.pdf

Word Bank (2010) Prevalência da malnutrição - altura para a idade (% de crianças com menos de

5 anos) no Lesoto http://www.tradingeconomics.com/lesotho/malnutrition-prevalence-height-for-age- percent-of-children-under-5-wb-data.html

Yodman S., (ND) Gestão do Risco de Desastres e Redução da Vulnerabilidade: Protecting The Poor, documento apresentado no fórum da Ásia e do Pacífico sobre a pobreza. Disponível em: http://drr.upeace.org/english/documents/References/Topic%205-Risk%20Management%20and%20Adaptation%20to%20Climate%20Change/Yodmani%202000%20Disaster%20Risk%20Management.pdf

Yunzheng P., e Tianbao W., (2001). China Water&Wastewater,17 (12):57-60. RD (Documento Regulamentar) (1995) 03-417-01: Methodical Recommendations on Drafting Safety Monitoring Project for Hydraulic Installations at Production Sites, Facilities, and Organizations Supervised by the State Committee of the Russian Federation for Supervision of Safe Working Practices in Industry and for Mine Supervision, Moscovo: Gosudarstvennyi Komitet Rossiiskoi Federatsii po Standartizatsii, Metrologii i Sertifikatsii.

ANEXO

Anexo 1: Consentimento informado

Título: AVALIAÇÃO DAS PRÁTICAS DE MANUSEAMENTO DE RESÍDUOS COMO FACTOR DE RISCO PARA A SAÚDE.

No âmbito do nosso mestrado com a Universidade de Free State, é gentilmente convidado a participar neste estudo. Antes de aceitar participar, é necessário compreender o que está em causa.

Objetivo do inquérito

Determinar o conhecimento, a atitude e a prática dos resíduos nos agregados familiares do município de Hlotse, identificar as falhas e lacunas e formular recomendações para ajudar a comunidade a cumprir a gestão dos resíduos e adaptar a campanha de sensibilização em conformidade. .

Quais são os possíveis benefícios deste inquérito?

A informação que obterei do estudo ajudar-nos-á a melhorar o nosso acompanhamento no que diz respeito à gestão de resíduos e à higiene das mãos e a agir em conformidade, a fim de proteger a nossa comunidade de doenças e de outras catástrofes que a possam perturbar (por exemplo, inundações, diarreia, cólera, etc.).

Quais são os possíveis inconvenientes ou desconfortos de participar neste inquérito?

Não, no entanto, falar sobre os seus conhecimentos, atitudes e práticas pode ser pessoal e sensível, mas ajudar-nos-á.

Sou obrigado a participar neste inquérito?

A sua participação neste estudo é voluntária. Se concordar em participar, é obrigado a assinar este formulário. É livre de recusar participar no estudo.

O que é que vai acontecer com a informação?

Ao consentir em participar:

Tomei conhecimento de que a documentação se tornará propriedade da Universidade do Estado Livre.

As informações serão utilizadas para fins de investigação e/ou educação e mantidas anónimas e o resultado será utilizado para melhorar a gestão de catástrofes e o serviço de saúde em Hlotse em geral.

Dados de contacto

Para quaisquer questões relativas a este estudo, contactar o seguinte:

Nome: Dr. TSHIMWANGA LUKUSA Jonathan (investigador) Número de telefone: +266 59630665 .

Eu, (Nome do participante), li e compreendi toda a informação que me foi fornecida sobre a minha participação no inquérito e foi-me dada a oportunidade de a discutir e de colocar questões. Concordo voluntariamente em participar neste inquérito. Confirmo igualmente que recebi uma cópia do presente formulário de consentimento.

Anexo 2: Questionário

QUESTIONÁRIO

1. **DEMOGRÁFICOS**

Questão 1

Idade : *1.* □ 15-18

2. □ 19-40

3. ☐ 41-60

4. □ >60

Questão 2

Género : 1. ☐ Masculino

2. Mulher

Questão 3

Estado civil : 1. ☐ casado4 . ☐ Viúvo/viúva

3. ☐ Divorciado5 . □ Separado

4. Solteiro6 . Coabitação

Questão 4

Religião : 1. ☐ Cristã3 . ☐ Budista

2. Muçulmano4 . Hinduísmo

5. Outra religião que não a mencionada acima ou não adepto de nenhuma religião

Questão 5

Estatuto académico : 1. Não lê nem escreve3 . Nível primário,

2. Apenas leitura e escrita, 4. Nível secundário

5. Superior (colégio ou universidade)

Questão 6

Profissão : 1. Funcionário público, 4. Comerciante,

2. Trabalhador diário, 5. Mulher doméstica,

3. Agricultor, 6. Desempregado,

7. □ Outro (especificar) ....

A. Questões relacionadas com os resíduos

A.1 CONHECIMENTOS

7. Tendo em conta a gestão de resíduos, como pode avaliar os seus conhecimentos?

Lo □ Baixo *Me* □ Médio 3. Alto

8. Quantas pessoas residem nesta casa?

1. □ 1 - 3; 2. □ 4 - 5; 3. □ 6 - 10; 4. □ acima de 10

Responde com 1= verdadeiro ou 2= falso

		1	2
9	O ambiente sujo propicia a proliferação de moscas, o que precipita a ocorrência de disenteria e diarreia		
10	os vermes intestinais são causados por moscas		
11	A cólera, a disenteria e a febre tifoide são causadas por fontes de água poluídas e mal geridas a partir de resíduos		
12	A gestão inadequada dos resíduos precipita a ocorrência de poluição atmosférica, provocando assim doenças respiratórias		
13	A gestão incorrecta dos resíduos atrai ratos e ácaros, que transmitem doenças como a peste e a febre de Lassa		
14	A multiplicação de microrganismos, fungos, bactérias e vírus que afectam a saúde humana é atraída por uma gestão inadequada dos resíduos		
15	A hepatite é causada por resíduos geridos de forma incorrecta quando são arrastados para fontes de água		

A.2. ATITUDE

16. Tendo em conta a gestão de resíduos, como pode avaliar a sua atitude?

1. □ Menos favorável 2. Favorável 3. □ muito favorável

Atitude em relação à recolha dos seus resíduos Assinale o que se aplica a si 1= Sim e 2= Não

		1	2
17	Deitar lixo numa parcela aberta específica		
18	Despejo de resíduos da pilha de compostagem		
19	Deitar lixo na berma da estrada		
20	Deitar lixo no quintal ou na casa da frente		
21	Despejo de resíduos nos depósitos		
22	Deitar o meu lixo doméstico em caixas de cartão		
23	Deitar lixo em lixeiras a céu aberto		

24	Deitar o lixo doméstico em contentores metálicos		
25	Enterrar o lixo doméstico no solo		
26	Queima de resíduos domésticos com fogo		
27	Despejar os resíduos domésticos nos rios próximos		

28. O que é que acontece aos resíduos depositados?

1. Fica lá; 2. □ Removido pelo município;

3. Queimado4 . Procurado por catadores

5. Deitar fora na rua

29. **Onde é que guarda o seu lixo?**

1. Num monte no chão4 . Grande lata de óleo

2. Balde de ferro galvanizado5 . Balde de plástico Papel ou saco de plástico

A.3. PRÁTICAS

30. Tendo em conta a gestão de resíduos, como pode avaliar a sua prática?

1. Pobre2 . □ Moderado 3. □ Bom

prática de despejar os resíduos assinale o que se aplica a si 1= Sim e 2= Não

		1	2
31	Deitar lixo num esgoto a céu aberto		
32	Deitar o lixo doméstico num monte de lixo na rua		
33	Deitar o lixo doméstico nos mercados		
34	Despejar o lixo doméstico nos montes de lixo nas vias elevadas		
35	Defecar na rua		
36	Defecar em local aberto (sistema de criação em liberdade)		
37	Deitar excrementos de bebés nas ruas		
38	Despejar resíduos nos rios		
39	Deitar excrementos de animais num monte de lixo		
40	Despejar fezes de animais em explorações agrícolas a céu aberto para servirem de estrume		
41	Despejo de resíduos agrícolas nas explorações		

42. Com que frequência é que o lixo da sua casa é removido para eliminação?

1. Uma vez por dia; 2. □ Uma vez em dois dias; 3. □ Uma vez em três dias;

4. Uma vez em quatro dias; 5. Uma vez por semana;

43. Paga pela recolha de resíduos?

1. □ Sim 2. □ Não

Problemas encontrados no serviço de gestão de resíduos sólidos. Assinalar os espaços adequados em .

1. = Muito grave2 . = Grave 3. = Pouco grave 4. = Não é um problema

		1	2	3	4
44	Cobertura inadequada dos serviços (algumas pessoas não são atendidas)				
45	Falta de qualidade do serviço (pouca frequência, derrame, etc.)				
46	Falta de autoridade para tomar decisões financeiras e administrativas				
47	Falta de recursos financeiros				
48	Falta de pessoal formado				
49	Falta de veículos				
50	serviço de gestão de resíduos				
51	Falta de legislação				
52	Falta de medidas e de capacidade de execução				
53	Falta de planeamento (plano a curto, médio e longo prazo)				
54	A rápida urbanização ultrapassa a capacidade dos serviços				
55	Proliferação descontrolada de aglomerados populacionais				
56	Dificuldade em localizar e adquirir um aterro sanitário				
57	Dificuldade em obter material de cobertura				
58	Fraca cooperação das agências governamentais				
59	Fraca cooperação pública				

A. Higiene das mãos

60. Quantas vezes lava as mãos por dia

1. □ Não lavo as mãos durante o dia; 2. □ uma vez por dia; 3. □ duas vezes por dia;

4. □ três vezes por dia; 5. □ de cada vez que se vem da casa de banho;

6. □ sempre que um grande alguém

61. Durante quanto tempo lava as mãos (tempo aproximado)?

-. □ 0 - 1 min; 2. □ 2 - 3 min3 . □ 3 - 5 minutos

4. 6 e mais

62. Como é que se lava a mão?

1. □ verticalmente; 2. □ horizontalmente; 3. □ circularmente;

4. □ combinar os três

Assinale estas afirmações com um X, de acordo com a sua aceitabilidade:

1 = Concordo plenamente; 2 = Concordo; 3 = Discordo4= Discordo plenamente

		1	2	3	4
63	Por vezes, deixo de fazer a higiene das mãos simplesmente porque me esqueço dela				
64	Estou confiante na minha capacidade de efetuar a higiene das mãos				
65	Se eu fizer a higiene das mãos, fico com as mãos doridas				
66	Tenho conhecimentos suficientes sobre a higiene das mãos				
67	A higiene das mãos é um hábito para mim				
68	Incentivei os outros a lavarem as mãos				
69	A falta de higiene pode levar a doenças				

Anexo 3: Diferentes fotografias da zona de estudo

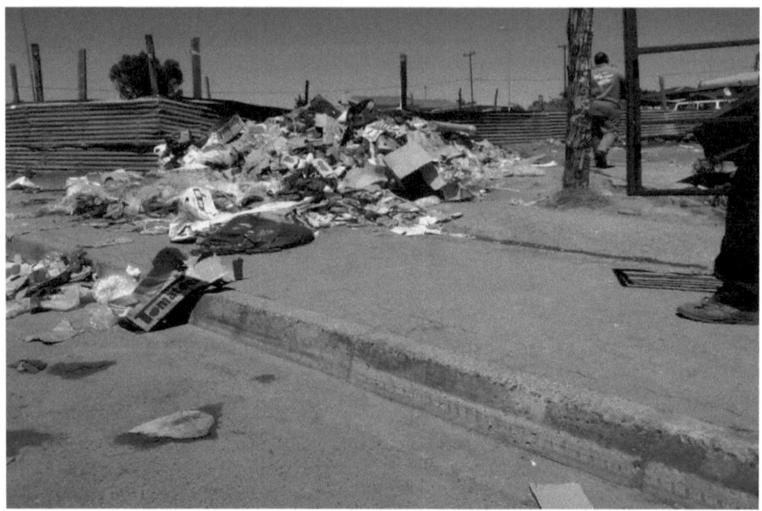

Descargas ilegais no centro da cidade

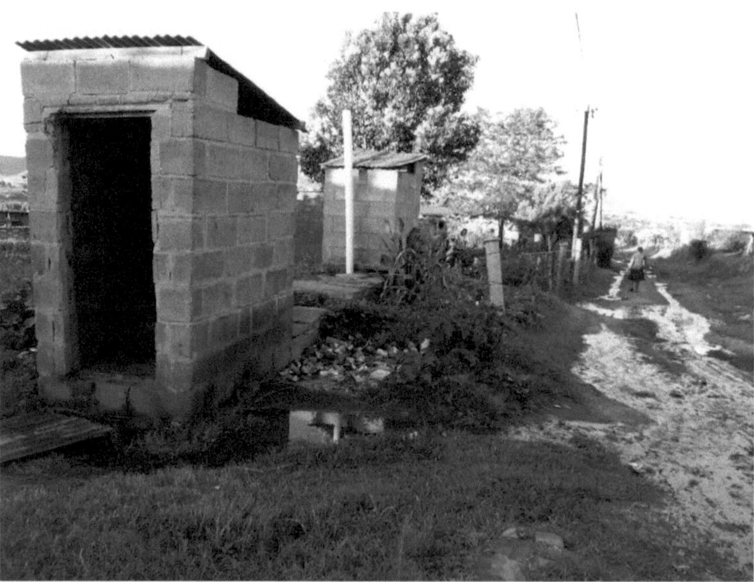

Fuga de água do esgoto de Ha Molibeli

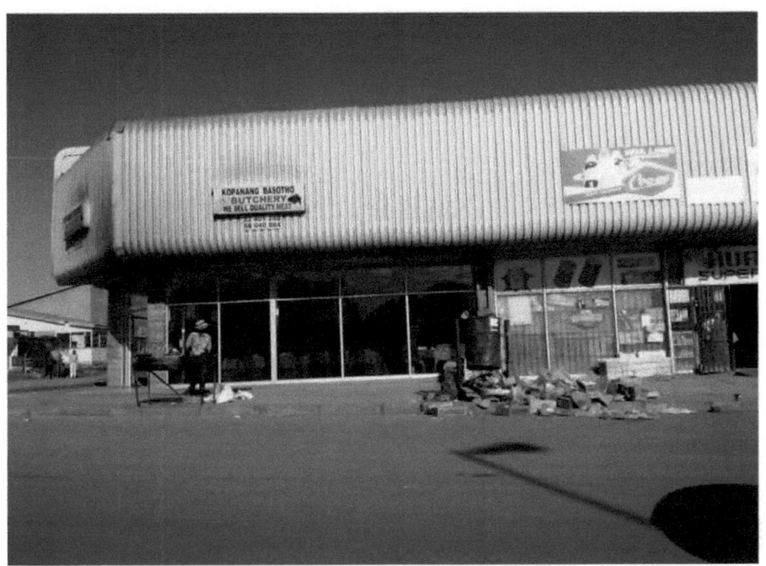

Despejo de resíduos perto do talho e da barraca de braii no centro da cidade, na estrada de Linare

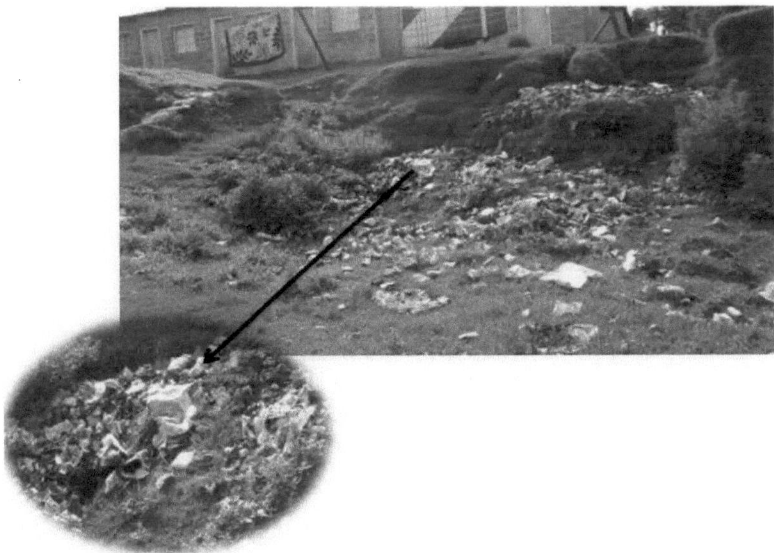

Gestão de resíduos domésticos em Mankoaneng

Anexo 4: *A abordagem da cadeia completa: da produção de resíduos aos efeitos na saúde (OMS, 2007)*

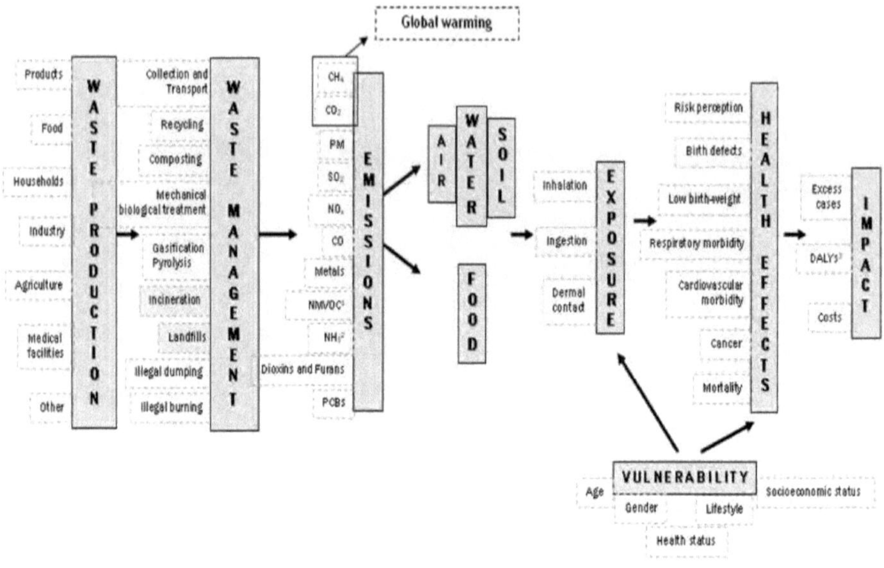

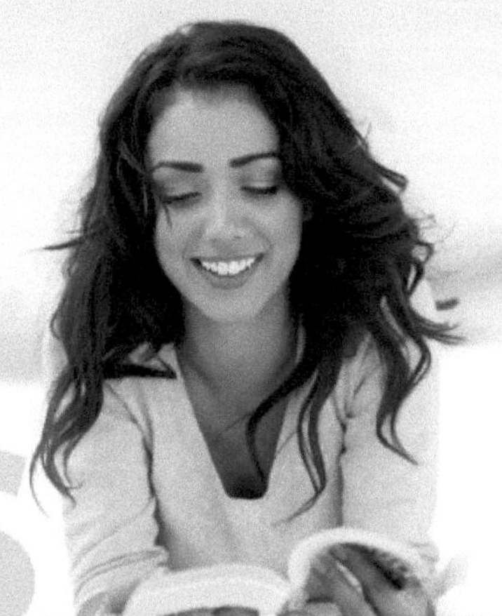

yes
I want morebooks!

Buy your books fast and straightforward online - at one of world's fastest growing online book stores! Environmentally sound due to Print-on-Demand technologies.

Buy your books online at
www.morebooks.shop

Compre os seus livros mais rápido e diretamente na internet, em uma das livrarias on-line com o maior crescimento no mundo! Produção que protege o meio ambiente através das tecnologias de impressão sob demanda.

Compre os seus livros on-line em
www.morebooks.shop

info@omniscriptum.com
www.omniscriptum.com

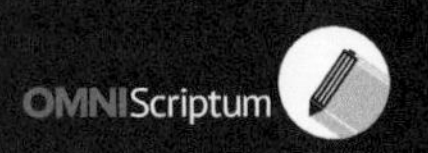

Printed by Books on Demand GmbH, Norderstedt / Germany

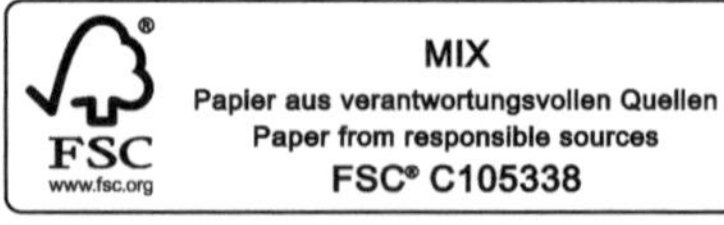

Printed by Books on Demand GmbH, Norderstedt / Germany